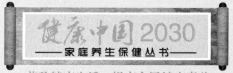

健康中国 2030
——家庭养生保健丛书——

普及健康生活，提高全民健康素养

# 图解 小疗法大健康

钱丽旗◎主编

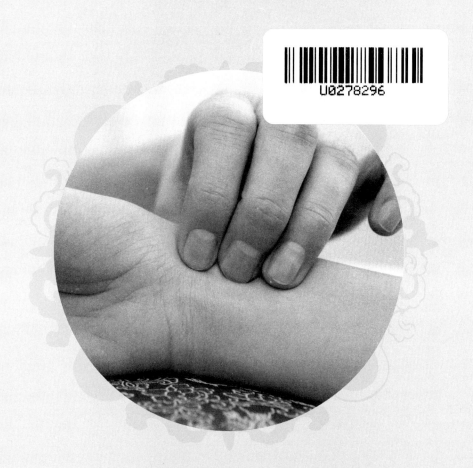

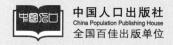

中国人口出版社
China Population Publishing House
全国百佳出版单位

**图书在版编目（CIP）数据**

图解小疗法大健康 / 钱丽旗主编. –– 北京：中国
人口出版社, 2018.4

（健康中国2030家庭养生保健丛书）

ISBN 978-7-5101-4771-5

Ⅰ.①图… Ⅱ.①钱… Ⅲ.①中医疗法－图解

Ⅳ.①R242-64

中国版本图书馆CIP数据核字（2017）第005312号

# 图解小疗法大健康

### 钱丽旗　主编

| | |
|---|---|
| **出版发行** | 中国人口出版社 |
| **印　　刷** | 天津泰宇印务有限公司 |
| **开　　本** | 787mm×1092mm　1/16 |
| **印　　张** | 16 |
| **字　　数** | 240千字 |
| **版　　次** | 2018年4月第1版 |
| **印　　次** | 2018年4月第1次印刷 |
| **书　　号** | ISBN 978-7-5101-4771-5 |
| **定　　价** | 48.00元 |

| | |
|---|---|
| **社　　长** | 邱立 |
| **网　　址** | www.rkcbs.net |
| **电子信箱** | rkcbs@126.com |
| **总编室电话** | (010)83519392 |
| **发行部电话** | (010)83530809 |
| **传　　真** | (010)83518190 |
| **地　　址** | 北京市西城区广安门南街80号中加大厦 |
| **邮政编码** | 100054 |

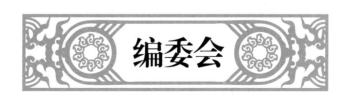

# 编委会

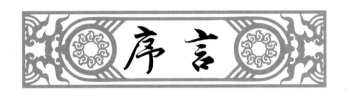

序 言

　　健康，是每个国民的立身之本，也是一个国家的立国之基。健康，是民族昌盛和国家富强的重要标志，也是广大人民群众的共同追求。"没有全民健康，就没有全面小康。我们把健康列为小康的组成部分，更能体现出我们社会的文明进步。""把人民健康放在优先发展战略地位。"当前，我国进入全面建成小康社会决胜阶段，随着经济社会的不断发展，科学技术的不断进步，人们的生活水平不断提高的同时，种种不良的生活方式也使人们越来越多地遭受到疾病的困扰。因此"要倡导健康文明的生活方式，树立大卫生、大健康的理念，把以治病为中心转变为以人民健康为中心，建立健全健康教育体系，提升全民健康素养，推动全民健身和全民健康深度融合。"我们编撰《健康中国2030家庭保健养生丛书》就是基于大健康，大卫生的理念，依据中医养生的核心——"以人为本，以和为贵"，调理身体气机的中心思想，将养生保健的科学生活习惯融入到日常的生活中。

　　中国的养生文化，已经流传了几千年，备受人们热捧。三千多年前我们祖先就已经广泛运用艾灸疗法来养生、防病治病。近年来，人们开始关注养生文化，养生保健种类日益丰富，可以说，"养生"理念已逐渐融入人们的日常生活中。

　　基于养生保健思想的日益普及，我们编写了这套养生系列丛书，其中包含20本分册，分为五个类型，分别为防治病、养生经、自疗、三分钟疗法类，传统疗法类。其中，防治病包括《图解—刮痧防治病》，《图解—艾灸防治病》，《图解—拔罐防治病》，《图解—推拿防治病》；养生经包括《图解—黄帝内经体质养生》，《图解—本草纲目对症养生》；自疗类包括《图解—颈椎病自疗》，《图解—腰椎病自疗》，《图解—常见病自查自疗》；三分钟疗法类包括《图解—三分钟足疗》，《图解—三分钟手疗》，《图解—三分钟面诊》；传统疗法类包括《图解—人体经络》，《图解—百病从腿养》，《图解—小疗法大健康》，《图解—儿童经络按摩刮痧全集》，《图解—对症按摩》，《图解—小穴位》，《图解—手足对症按摩》，《图解—特效指压疗法》。

这套丛书从各个方面为大家介绍了日常养生的相关内容，语言浅显易懂，将复杂的医学知识用平实通俗的语言表达出来，方便读者理解。同时本书采用图解形式，配了大量插图，帮助认识各个疾病以及穴位的特点、疗法功效。读完本套丛书，你便能掌握一些基本养生知识和常用对症治病的疗法，并灵活加以应用。

本套丛书的编写团队由多家三甲医院的权威中医专家组成，包括解放军总医院第一附属医院钱丽旗主任，中国中医科学院广安门医院倪青教授，解放军总医院窦永起教授，空军总医院马建伟教授，海军总医院李秀玉教授，北京崔月犁传统医学研究中心冯建春教授，武警总医院许建阳教授，中国中西医结合杂志社王卫霞副编审，国家食品药品监督管理局马秀璟教授，中日友好医院夏仲元教授等多位军内外知名学者，汇集了军队、地方最优质的医疗学术资源，着力打造健康类图书精品，是在军队改革新形势下军民融合、资源共享、造福人民的新创举，期冀这一系列丛书为百姓带来真正的健康福音，为健康中国建设添砖加瓦。

当然，书中难免有所纰漏，也望广大读者批评指正。

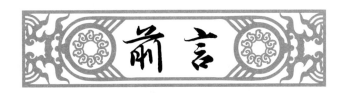

中医学是我国一门独特的医学体系，也是中国传统文化的重要组成部分。几千年来，我国人民一直利用这种方法来预防、治疗疾病。随着社会的进步、现代医学的发展，中医学仍然有着不可取代的重要地位，人们在生病后也愿意去中医院，运用中医疗法来治疗一些常见疾病。

常见的中医疗法包括按摩、刮痧、拔罐、艾灸、针刺、耳压、足疗、食疗等。相对于西医的药物治疗方法，中医疗法具有不良反应少、安全可靠、无创伤、应用广泛等特点，再加之中医疗法简单易行，有明显疗效，所以，备受人们推崇。

基于中医疗法的特点，我们编写了《图解小疗法大健康》一书。本书语言浅显易懂，将复杂的医学知识用平实、通俗的语言表达出来，同时，采用图解形式，用大量插图以方便普通读者理解。

全书共分为五个章节。

第一章介绍了自我保健的基础知识，包括人体生理常识、人体经络、中医疗法常用的特效穴位、中医的阴阳五行、病证的辨证论治等。

第二章以图文结合的方式为大家介绍了常见的中医小疗法，包括按摩、刮痧、拔罐、艾灸、针刺、耳压、足疗、食疗等，希望大家能够学以致用，起到防治相关疾病的作用。

第三章介绍了常见疾病的日常保健，包括呼吸系统疾病、消化系统疾病、心脑血管系统疾病、内分泌系统疾病、生殖系统疾病、骨骼系统疾病、皮肤系统疾病、五官科疾病等。

第四章介绍了常见小病痛的轻松疗法，包括感冒、偏头痛、胃溃疡、面瘫、哮喘、高血压、糖尿病、颈椎病、腰椎间盘突出等。

第五章总结了一些流传很广的小偏方，这些小偏方大多用于人们日常生活中比较常见的病症，比如，在感冒初期，将葱白（连须）1根、生姜片5片、水一碗煎开、加适量红糖趁热一次服下，出汗即愈。当然，这些小偏方仅仅作为防病祛病的辅助方法，如果病情严重的话，还是应该及时就医治疗。

希望大家通过此书，都能对中医疗法有一个大致的了解，并能在阅读的过程中，掌握相关疾病的基本治疗和预防，通过一些小疗法来达到保健和养生的目的。

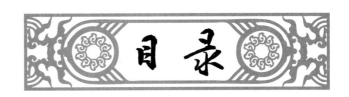

# 目录

**第一章** 自我保健的基础知识 1

第一节　人体生理常识 ……………………………… 002

第二节　中医的阴阳五行 …………………………… 018

第三节　人体的经络穴位 …………………………… 021

第四节　人体经络 …………………………………… 024

　　手太阴肺经 ……………………………………… 024

　　手阳明大肠经 …………………………………… 025

　　足阳明胃经 ……………………………………… 026

　　足太阴脾经 ……………………………………… 027

　　手少阴心经 ……………………………………… 028

　　手太阳小肠经 …………………………………… 029

　　足太阳膀胱经 …………………………………… 030

　　足少阴肾经 ……………………………………… 031

　　手厥阴心包经 …………………………………… 032

　　手少阳三焦经 …………………………………… 033

　　足少阳胆经 ……………………………………… 034

　　足厥阴肝经 ……………………………………… 035

　　督脉 ……………………………………………… 036

　　任脉 ……………………………………………… 037

第五节　中医疗法常用的特效穴位 ……………… 038

第六节　病症的辨证论治 …………………………… 042

**第二章　常用的小疗法　45**

第一节　按摩 ………………………………………… 046

第二节　刮痧 ………………………………………… 050

第三节　拔罐 ………………………………………… 053

第四节　艾灸 ………………………………………… 056

第五节　针刺 ………………………………………… 059

第六节　耳压 ………………………………………… 063

第七节　足疗 ………………………………………… 067

第八节　食疗 ………………………………………… 069

**第三章　常见疾病的日常保健　72**

第一节　呼吸系统疾病的疗法 …………………… 073

慢性鼻炎 …………………………………………… 073

变应性鼻炎 ………………………………………… 075

慢性咽炎和慢性喉炎 ……………………………… 079

慢性支气管炎 ……………………………………… 082

支气管哮喘 ………………………………………… 084

第二节　消化系统疾病的疗法 …………………… 090

胃食管反流 ………………………………………… 090

慢性胃炎和消化道溃疡 ·········· 092

溃疡性结肠炎 ·················· 098

痔(疮) ······················ 100

慢性肝炎 ···················· 105

脂肪肝 ······················ 111

慢性胆囊炎 ·················· 113

胆结石 ······················ 115

第三节 心脑血管系统疾病的疗法 ·········· 117

高脂血症 ···················· 117

原发性高血压 ················ 121

冠心病 ······················ 126

脑卒中 ······················ 130

第四节 内分泌系统疾病的疗法 ············ 135

甲状腺功能亢进症 ············ 135

痛风 ························ 137

糖尿病 ······················ 141

第五节 生殖系统疾病的疗法 ············ 145

妇科炎症 ···················· 145

月经失调 ···················· 149

子宫肌瘤 ···················· 153

乳腺增生 ···················· 155

慢性前列腺炎 ·········· 159

前列腺增生 ·········· 161

第六节　骨络系统疾病的疗法 ·········· 163

风湿性关节炎 ·········· 163

类风湿关节炎 ·········· 167

颈椎病 ·········· 171

腰椎间盘突出症 ·········· 175

第七节　皮肤系统疾病的疗法 ·········· 179

痤疮 ·········· 179

荨麻疹 ·········· 181

湿疹 ·········· 183

银屑病 ·········· 185

斑秃 ·········· 187

第八节　五官科疾病的疗法 ·········· 189

老年性白内障 ·········· 189

青光眼 ·········· 191

假性近视和真性近视 ·········· 193

梅尼埃病 ·········· 195

牙周病 ·········· 197

龋齿 ·········· 199

中耳炎 ·········· 201

沙眼 ·················································· 203

扁桃体炎 ·········································· 205

**第四章** 常见病痛的轻松疗法 207

感冒 ·················································· 208

偏头痛 ·············································· 210

肥胖症 ·············································· 212

动脉硬化 ·········································· 215

慢性心衰 ·········································· 218

肺病 ·················································· 220

面瘫 ·················································· 222

突发性耳聋 ······································ 224

静脉曲张 ·········································· 225

失眠 ·················································· 226

便秘 ·················································· 227

打嗝 ·················································· 229

**第五章** 流传很广的小偏方 231

**附 录** 常见穴位的取穴技巧 241

# 第一章

## 自我保健的基础知识

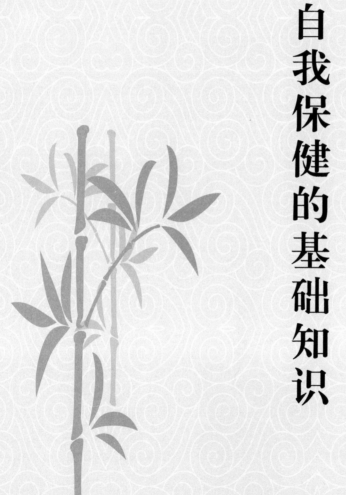

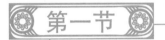

# 第一节
# 人体生理常识

## 人体系统的组成和功能

人体有八大系统，即消化系统、呼吸系统、循环系统、内分泌系统、神经系统、运动系统、泌尿系统、生殖系统，它们的共同作用维护着机体的正常运转。

### 消化系统

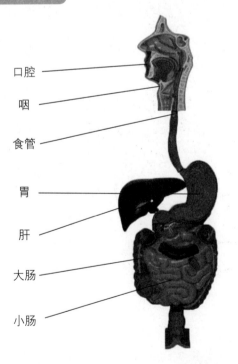

口腔
咽
食管
胃
肝
大肠
小肠

消化系统是由消化道和消化腺组成的。消化道可分为口腔、咽、食管、胃、小肠和大肠。消化腺包括唾液腺、肝、胰及位于消化道壁上的腺体，如胃腺、肠腺等。

▶ 消化道中各器官的功能

❶口腔：是消化道的起始部位，它的前壁是上下唇，侧壁是两颊，上壁是腭，下壁是口腔底。口腔内及周围还有牙齿、舌及唾液腺等器官。口腔有吸吮、咀嚼食物、辨别味道、吞咽和辅助发音等功能。

❷咽：咽是前后略扁的肌性管道，上接鼻腔和口腔，下连喉与食管。咽的前下方通喉部，后下方连食管，是消化道与呼吸道的共同通道。

❸食管：食管是略扁的肌性管道，位于气管之后，在脊柱前方下行，穿过膈肌进入腹腔与胃相连。食管是异物易于滞留和肿瘤的好发部位，其功能是将食物由咽送到胃。

❹胃：胃处于膈下、腹腔左上方的位置，大部分位于左季肋区，有小部分位于上腹区。胃上连食管处称为贲门，下连十二指肠处称为幽门。整个胃是一个大的囊状器官，分为胃小弯、胃大弯、贴近腹壁的胃前壁及与之对应的胃后壁。胃前壁介于肝左叶与左肋弓之间，直接与腹前壁相贴。胃后壁与胰、横结肠、左肾和左肾上腺相邻，胃底与膈和脾相邻。贲门与幽门的位置比较固定，贲门位于第11胸椎左侧，幽门在第1腰椎右侧附近。胃大弯的位置较低，其最低点一般在脐平面。

❺小肠：小肠可分为十二指肠、空肠和回肠三部分，是食物消化、吸收的重要场所。它盘曲在腹腔中部，成人小肠的全长5～6米。十二指肠最短，相当于12根手指并排的宽度，十二指肠的起始部位与胃幽门相接，在X线观察下呈锥形或球形，所以称为十二指肠冠部或球部，是溃疡的好发部位。空肠和回肠没有明显的分界。在小肠的内表面有许多环状皱襞。小肠上段皱襞高，下段则越来越少。小肠黏膜内还有许多肠腺，分泌肠液，小肠上皮夹有许多杯状细胞，分泌黏液，以润滑肠道。

❻大肠：大肠位于消化管的末端，由盲肠、结肠和直肠三部分组成。盲肠粗短，位于右下腹部，与回肠末端相连处有回盲瓣，使回肠的内容物依次进入盲肠，并能防止大肠的内容物反流入回肠。盲肠内后壁附有一条蚯蚓状盲囊，称为阑尾。阑尾管腔狭小且常扭曲，容易发炎。结肠分为升结肠、横结肠、降结肠和乙状结肠。横结肠和乙状结肠均有肠系膜，活动度较大。

▶ **消化腺**

在此只介绍消化腺中的肝脏和胰腺。

**❶肝脏：** 肝是人体最大的消化腺，位于上腹部偏右侧，肝的上部隆起，与膈肌相贴，下部锐利，呼吸时可随膈肌上下移动。肝分为左右两叶，左叶薄而小，右叶较厚而大。

肝脏的内部结构复杂，其基本结构单位称为肝小叶，成人肝内约有50～100万个肝小叶。肝小叶主要由肝细胞构成，肝细胞单行排列呈板状，称为肝板。肝板间有肝血窦，内含肝巨噬细胞，可吞噬、清除从胃肠进入肝脏的细菌、病毒和异物。

肝内输送胆汁及贮存胆汁的管道系统总称为胆道系统，胆汁由肝细胞分泌，进入肝内输送胆汁的肝管，左右肝管最终汇合为肝总管。胆囊位于肝右叶下方，是长圆形的小囊，经狭窄的胆囊颈与胆囊管相连。胆囊有贮存和浓缩胆汁的功能。肝总管与胆囊管汇合下行，称为胆总管，其末端开口于十二指肠乳头，此处的括约肌控制胆汁的排出。

**❷胰腺：** 胰腺呈长条形，分头、体、尾三部分，横置于腹后壁。胰腺内有大量由腺细胞组成的腺泡分泌胰液，胰液汇入胰管。胰管从胰尾走向胰头，出胰腺后与胆总管汇合，共同开口于十二指肠。胰液中含有多种酶，能水解各种营养物质。胰腺中的胰岛能分泌胰岛素和胰高血糖素，直接进入人体，调节人体的糖代谢。

消化系统是在神经系统和内分泌腺的调节下进行活动的。消化道受交感神经和副交感神经的双重支配。通常副交感神经兴奋，可使胃肠运动加强，胆囊收缩，括约肌松弛，消化腺分泌增多。交感神经兴奋时则相反。二者既对立又统一，使消化系统更加协调。而在胃肠黏膜的腺体中还有胃肠道激素，如胃泌素、胆囊收缩素和促胰酶素等，这些激素可调节消化腺的分泌、消化道的运动及刺激消化道黏膜和腺体的生长。

## 呼吸系统

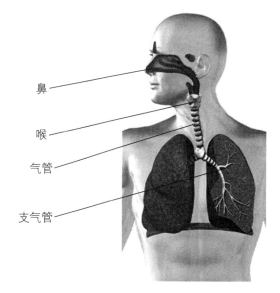

鼻

喉

气管

支气管

呼吸系统由呼吸道和肺组成，鼻、咽、喉、气管和支气管是气体的通道，肺是人体与外界进行气体交换的器官。

▶ 消化系统各器官的功能

❶鼻、咽、喉为上呼吸道；气管、支气管为下呼吸道。呼吸道的特点是具有软骨组支架，黏膜上皮有纤毛，以保证气流畅通并排除尘埃和异物。

❷肺：位于胸腔内纵隔两侧，分为左肺和右肺。左肺有两个肺叶，右肺有三个肺叶。肺由3亿～4亿个肺泡组成，每个肺泡均与支气管相通，全肺面积约100平方米。肺泡上的毛细血管壁和肺泡上皮细胞及其相应的结构，共同构成呼吸膜。呼吸膜很薄，但对于气体有很高的通透性，氧气和二氧化碳在体内的气体交换，就是在此完成的。此外，肺还参与机体多种物质的合成和代谢。

氧气的运输两种方式，其一是直接溶于血浆运输，不过量非常小；其二是靠红细胞内的血红蛋白运输，这是主要方式。当氧气与血红蛋白中的二价铁离子结合后，形成氧合血红蛋白。这种结合形式受到氧分压的影响，在氧分压高的地方，如肺部，氧合血红蛋白生成量增多；而在氧分压低的地方，如组织内，氧合血红蛋白就会释放出氧气，供组织细胞正常使用，所以含氧量就会逐渐减少。

## 循环系统

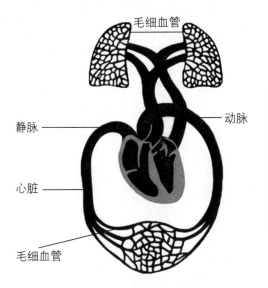

毛细血管

动脉

静脉

心脏

毛细血管

循环系统是进行血液循环的动力和管道系统，包括心血管系统（血液循环）和淋巴系统（淋巴循环）两部分。

▶ 心血管系统

❶大循环与小循环：血液循环按其途径不同，可分为大循环和小循环。大循环也叫体循环，动脉血自左心室输出后，经主动脉及各级动脉分支，到达全身的毛细血管，把氧和营养物质输送给组织细胞，并带走新陈代谢的产物和二氧化碳，成为静脉血，再经过各级静脉属支，最后经上、下腔静脉返回右心房。

小循环也称为肺循环，从右心房流入右心室的静脉血，经肺动脉入肺，在肺泡上的毛细血管内释放出二氧化碳，吸收氧气，暗红色的静脉血变成鲜红色的动脉血，后经左右各两条肺静脉返回左心房。

❷心脏：位于胸腔中部略偏左下方，在两肺之间、膈肌之上，前面是胸骨和肋软骨，后面是食管和脊柱，被心包包裹。心脏呈前后略扁的圆锥体，心尖朝向左前下方，对着左前胸第五肋间隙，此区可扪及心尖搏动；心底朝向后上方。心壁主要由心肌构成，内有心内膜，外包心外膜。心外膜就是心包的脏层，心包的脏层和壁层间的腔隙称为心包腔，含有少量的浆液，有润滑和减少摩擦的作用。

❸血管：分为动脉、静脉和毛细血管。从心脏运送血液到全身各器官的血管叫动脉；从毛细血管输送血液回流入心脏的血管叫静脉，动脉常与静脉、神经伴行，组成血管神经束。毛细血管是人体器官和组织内物质交换的场所，分布广、数量多、管壁薄、口径细，其分支互相吻合形成毛细管网。主动脉是体循环的动脉主干，离开主干的动脉各级分支呈左右对称性，分布于身体的头颅、躯干和四肢。静脉内血流缓慢，压力较低，静脉管径比同级动脉大，而属支也较多。为了防止血液逆流，一般中等口径的静脉，特别是受重力影响较大的四肢静脉，具有较多的瓣膜结构。

▶ 淋巴系统

淋巴系统是由淋巴管道、淋巴组织和淋巴器官组成。组织液和细胞进行物质交换后，一部分组织液被毛细血管的静脉端吸收，回到血液内；另一部分则渗入毛细淋巴管内，形成淋巴液。淋巴液经淋巴管收集，由胸导管和右淋巴导管导入静脉。

## 内分泌系统

人体内有一些特殊的腺体，它们没有导管，称为无管腺或内分泌腺。人体内的主要内分泌腺有脑垂体、甲状腺、甲状旁腺、肾上腺、松果体、胰岛、胸腺和性腺（生殖腺）等。内分泌系统是就由内分泌腺组成的。内分泌腺的分泌物是激素，它可直接进入周围血液，经血循环到全身，有选择地影响一定器官的活动，对人体的生理有重要调节作用。

### 1.内分泌腺

①脑垂体：又称为垂体，位于颅腔底部，形似"杏仁"或"豌豆"，为卵圆形小体，重0.5～0.7克，是人体最重要的内分泌器官。脑垂体结构复杂，分泌的激素种类多，作用范围广，可以调控其他内分泌腺的活动。根据结构和功能的不同，脑垂体可分为腺垂体和神经垂体。

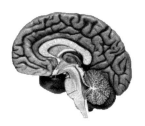

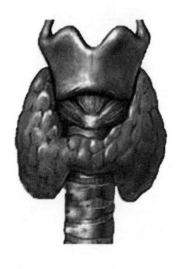

②甲状腺：是人体内最大的内分泌腺，重20～30克。它在气管上端甲状软骨两侧，分左右两侧叶，呈"H"形。甲状腺吸收血液中的碘，合成甲状腺素。甲状腺素的主要功能是促进新陈代谢、促进生长发育、提高神经系统的兴奋性。如果甲状腺素分泌太多，会发生甲状腺素功能亢进；如果分泌不足，则会导致儿童生长停顿、智力低下，即呆小症。

③甲状旁腺：是棕黄色圆形小腺体，位于甲状腺两侧背面的上下两端，左右各两个，可分泌甲状旁腺素，以维持血钙浓度的相对稳定。

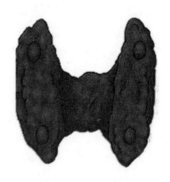

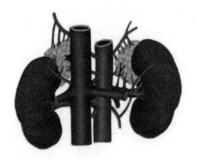

④肾上腺：位于左、右肾上方，左肾上腺呈半月形，右肾上腺呈三角形。成人的肾上腺每个重3～5克。肾上腺分为内外两层，外层颜色较浅，称为皮质；内层颜色较深，称为髓质。皮质有参与水、盐代谢，调节糖、蛋白质代谢，分泌男性激素等功能。髓质可分泌肾上腺素和去甲肾上腺素，其作用与交感神经兴奋一样。

⑤松果体：位于颅内，为椭圆形小体，形似松果故得此名。松果体自7岁后开始退化，成年后钙化。松果体可合成和分泌褪黑激素等多种活性物质，影响机体的代谢活动、性腺发育和月经周期等。松果体内分泌活动与环境的光照密切相关，并有昼夜的周期性变化。

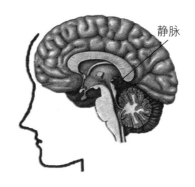

静脉

2. 内分泌组织

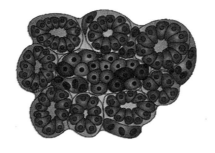

①胰岛：指散布在胰腺里的一个个胰细胞团，犹如大海里的许多岛屿，所以称为胰岛。胰岛分散在胰腺的内分泌组织里，内有两种细胞，甲细胞分泌胰高血糖素，有升高血糖浓度的作用；乙细胞分泌胰岛素，有降低血糖浓度的作用。两种作用的对抗，维持了人体血糖浓度的相对稳定。

②性腺（生殖腺）：男性睾丸内的间质细胞能分泌雄性激素，使男性出现第二性征并维持正常性功能。女性卵巢内的卵泡细胞和黄体产生雌性激素。其中，雌激素的功能是促进女性生殖器发育，乳腺生长，并维持女性的第二性征和性欲；孕激素使子宫内膜增厚，富有营养，为受精卵的植入做准备，并使乳腺发育，为哺乳做准备。女性性腺对月经周期也有重要的调节作用。

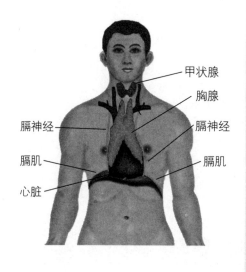

甲状腺
胸腺
膈神经
膈神经
膈肌
膈肌
心脏

③胸腺：位于胸骨柄后，与机体免疫功能关系密切。骨髓产生的淋巴干细胞最初没有免疫性，但经过血液循环到达胸腺后，便可具有免疫功能。这些细胞称为胸腺依赖性淋巴细胞，也叫T淋巴细胞，主要功能是排除异己组织，产生细胞免疫。此外，胸腺还有分泌胸腺素，刺激机体产生淋巴细胞的作用。

## 神经系统

神经系统是人体中结构和功能最复杂的系统，在人体内起主导作用，它协调人体内部各器官、系统的活动，使其成为一个完整的统一体，同时还调整人体与外界环境，使之保持平衡。神经系统由脑、脊髓及与它们相连并遍布全身各处的周围神经所组成。

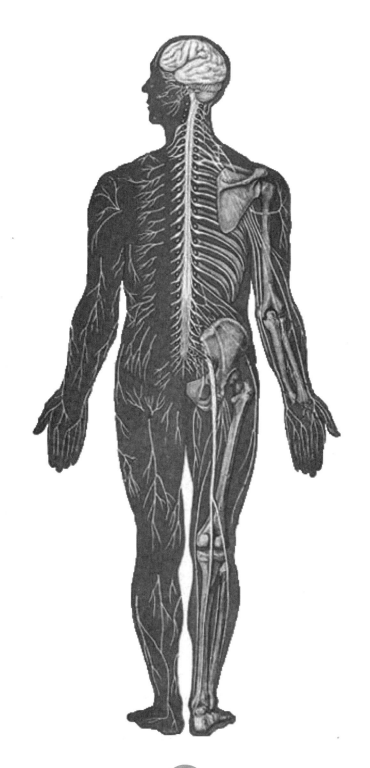

## 1.中枢神经系统

脑和脊髓组成中枢神经系统。脑位于颅腔内，成人脑平均重1400克。脑分为脑干、小脑、间脑和大脑四部分。

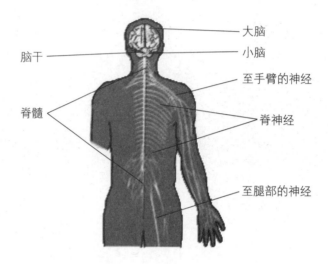

大脑
小脑
脑干
至手臂的神经
脊神经
脊髓
至腿部的神经

## 2.周围神经系统

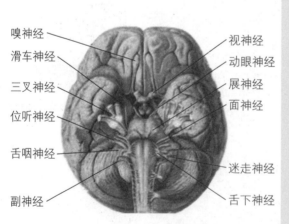

嗅神经
滑车神经
三叉神经
位听神经
舌咽神经
副神经

视神经
动眼神经
展神经
面神经
迷走神经
舌下神经

①脑神经：共12对，多分布在头颈部。嗅神经连于大脑，视神经连于间脑处，其余10对都连于脑干。第10对脑神经又称为迷走神经，其内的副交感神经纤维分布范围较广，可至头颈部、胸腔和腹腔脏器，是调节这些部位器官生理活动的重要神经。

②脊神经：共31对，包括颈神经8对，胸神经12对，腰神经5对，骶神经5对，尾神经1对。从椎间孔突出后分为前支和后支。前支粗大，分布于躯体前外侧和四肢的肌肉、皮肤；后支较细，分布颈、背、腰、骶部肌肉和皮肤。脊神经都是混合性的，含有四种纤维：躯体感觉纤维、躯体运动纤维、内脏感觉纤维和内脏运动纤维。

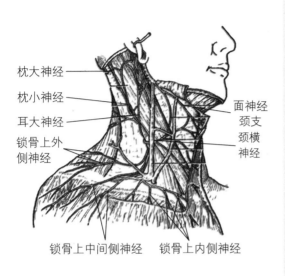

枕大神经
枕小神经
耳大神经
锁骨上外侧神经
面神经颈支
颈横神经
锁骨上中间侧神经　　锁骨上内侧神经

③内脏神经系统：是整个神经系统的一个组成部分，主要分布于内脏、心血管和腺体。它被称为自主神经系统，是因为内脏神经系统通常不受人的意志控制；它又被称为植物神经系统，因为它主要是控制和调节动、植物共有的物质代谢活动，并不支配动物特有的骨骼肌的运动。内脏神经中的运动神经有两种纤维，即交感神经和副交感神经，它们对同一器官的作用互相拮抗又互相统一，其活动主要受大脑边缘叶和下丘脑的控制和调节。

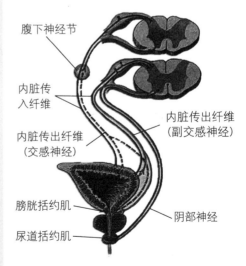

腹下神经节
内脏传入纤维
内脏传出纤维（交感神经）
膀胱括约肌
尿道括约肌
内脏传出纤维（副交感神经）
阴部神经

## 运动系统

　　运动系统由骨、骨连结和骨骼肌三种器官组成。它们占人体体重的大部分，并构成人体的轮廓。人体的每块骨都有一定的形态结构和功能，因此每块骨都是一个器官。骨与骨之间由关节连接。在肌肉的作用下，关节屈伸使身体向各方向运动。全身骨与骨连接成骨骼。骨骼是人体的支架与基本形态，它构成颅腔、胸腔和盆腔等，支持和保护腔内的器官。

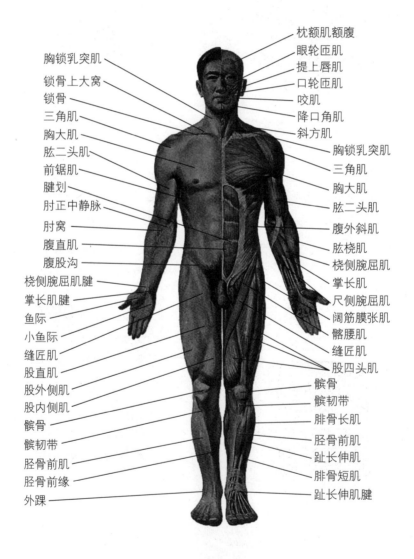

胸锁乳突肌
锁骨上大窝
锁骨
三角肌
胸大肌
肱二头肌
前锯肌
腱划
肘正中静脉
肘窝
腹直肌
腹股沟
桡侧腕屈肌腱
掌长肌腱
鱼际
小鱼际
缝匠肌
股直肌
股外侧肌
股内侧肌
髌骨
髌韧带
胫骨前肌
胫骨前缘
外踝

枕额肌额腹
眼轮匝肌
提上唇肌
口轮匝肌
咬肌
降口角肌
斜方肌
胸锁乳突肌
三角肌
胸大肌
肱二头肌
腹外斜肌
肱桡肌
桡侧腕屈肌
掌长肌
尺侧腕屈肌
阔筋膜张肌
髂腰肌
缝匠肌
股四头肌
髌骨
髌韧带
腓骨长肌
胫骨前肌
趾长伸肌
腓骨短肌
趾长伸肌腱

## 泌尿系统

泌尿系统是由肾、输尿管、膀胱及尿道四部分组成，其主要功能是生成和排放尿液，把机体代谢过程中产生的大部分溶于水的废物（如尿酸、尿素、无机盐及多余的水分）以尿液形式排出体外。泌尿系统在维持机体内环境稳定中起着重要作用。

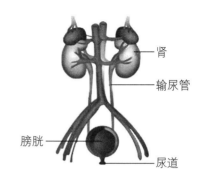

肾

输尿管

膀胱

尿道

## 生殖系统

生殖系统包括男性生殖系统和女性生殖系统。男、女性生殖系统具体构成不同，但基本上均由生殖腺、生殖管道、附属腺体和外生殖器四部分组成。前三者因处于体内，所以称为内生殖器。生殖系统的主要功能是产生和输送生殖细胞，以繁衍后代，延续种族，还有分泌激素的作用。

### 1.男性生殖系统

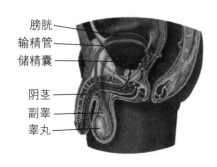

膀胱

输精管

储精囊

阴茎

副睾

睾丸

男性内生殖器包括睾丸、输精管道（附睾、输精管、射精管和尿道及附属腺湔列腺、精囊腺和尿道球腺）。睾丸产生的精子先储存在附睾内，射精时在输精管内与附属腺分泌的液体组成精液，排出体外。男性外生殖器包括阴囊和阴茎。阴茎具有排尿和排精的双重功能。

### 2.女性生殖系统

女性的生殖系统分为外生殖系统和内生殖系统。

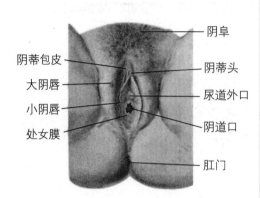

阴阜
阴蒂包皮
阴蒂头
大阴唇
尿道外口
小阴唇
阴道口
处女膜
肛门

①**外生殖系统**：女性外生殖器也称外阴，是指生殖器官的外露部分。外阴由阴阜、大阴唇、小阴唇、阴蒂、阴道前庭、处女膜、前庭球、前庭大腺、尿道口和阴道口组成。

②**内生殖系统**：女性内生殖器包括阴道、子宫、输卵管、卵巢。

## 人体的新陈代谢

　　新陈代谢是指人体或一切生命物质与周围环境之间进行物质交换和能量转换的自我更新过程，是生命的最基本特征。从最简单的生物到结构复杂的人体，都在不断地进行新陈代谢。新陈代谢包括同化作用和异化作用。同化作用即合成代谢，指机体不断从外界环境中摄取营养物质来合成自身的成分，并储存能量的过程。异化作用是分解代谢，指机体分解自我成分，释放能量供生命活动的需要，并将废物排出体外的过程。

　　在新陈代谢过程中，同化作用和异化作用是同时交错地进行的，这是一个复杂的过程。在新陈代谢过程中，物质的变化与热能的转换总是密切联系着的，通常把代谢过程中物质的变化称为物质代谢，把能量的释放、转换称为能量代谢。

## 物质代谢

人体的物质代谢十分复杂，各种物质的代谢是在同一时间、同一组织内有规律地进行，既互相联系又彼此制约，是一个完整的、统一的过程。

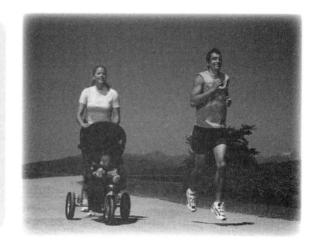

## 能量代谢

人体在物质代谢过程中伴随着能量代谢，当物质合成时需要消耗能量，而物质分解时则会释放能量。能量的代谢是指能量释放、转移、储存和利用的过程。

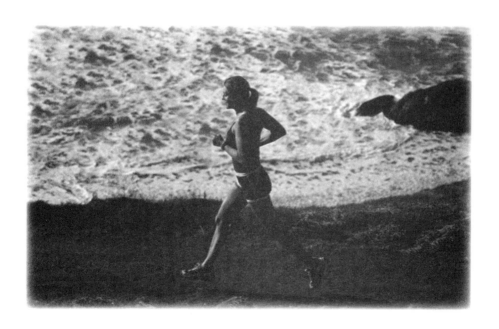

## 第二节

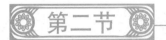

# 中医的阴阳五行

古人常用阴阳来解释自然界中任何事物与现象内部所具有的对立、统一的两个方面，而五行是中国古代朴素辨证唯物主义的哲学思想之一。

## 阴阳

阴阳是事物对立统一的两个方面，并由两者之间相互联系、相互影响、相互制约、相互变化、相互转换而引发的事物从产生到发展、从发展到转变、从转变到衰退，从衰退到消亡的渐变过程。

阴阳之道主要体现在阴阳同体、阴阳对立、阴阳互根、阴阳消长和阴阳转化五个方面。在中医理论体系与实践应用的范围内，阴阳之道又被古人赋予了特殊的意义。在人体组织结构、生理功能、病理变化以及相关疾病的诊断与治疗等方面，阴阳之道都得以充分地参悟与应用，成为中医学说厚重的基石之一。

## 五行

五行学说中的"五行"即是指自然界中"木、火、土、金、水"这五类物质的运动变化及相互之间关系。简单来说，"五行"的基本规律就是相生与相克。相生即相互之间具有互相滋生、互相助长的关系，五行相生的次序是：木生火，火生土，土生金，金生水，水生木，无尽循环。相克就是具有相互制约、相互克服、相互阻抑的关系，五行相克的次序是：木克土，土克水，水克火，火克金，金克木，无尽循环。

在中医的理论与实践当中，"五行"被赋予了更丰富、更灵活、更生动的内涵。在人体脏腑结构及其各个部位与外在环境的相互关系上，肺属金，肝属木，肾属水，心属火，脾属土，按照五行相生的规律来划分，即是肝（木）生心（火），心（火）生脾（土），脾（土）生肺（金），肺（金）生肾（水），肾（水）生肝（木），起滋生和促进作用；按照五行相克的规律来划分，则是肝（木）克脾（土），脾（土）克肾（水），肾（水）克心（火），心（火）克肺（金）、肺（金）克肝（木），起着制约和阻碍的作用；而其中"木"代表着生长、升发、舒畅，"火"代表着炎热的、向上、光明，"土"代表生化、承载、受纳，金代表沉降、肃杀、收敛，"水"代表着寒冷的、向下、滋润。

## 阴阳与五行

阴阳学说是中医学的指导思想和理论根基，五行学说是中医的纲领，构建了中医的理论框架，中医利用五行学说来分析和归纳人的形体特征和结构功能，以及人与环境的关系。

▶▶ 阴阳学说在中医学中的应用

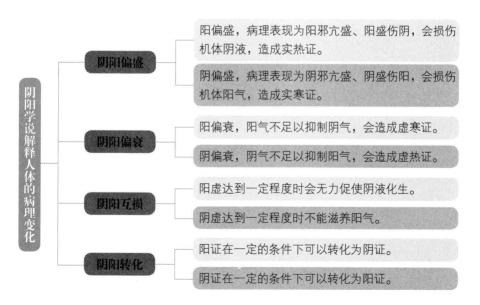

▶ 根据五行原理治疗五脏疾病

运用五行学说指导五脏疾病的治疗，可以控制疾病的传变，确定疾病的治疗原则，指导脏腑的用药和针刺取穴等。

五行指导五脏系统疾病的治疗

| 控制五脏疾病的传变 | 制定五脏疾病的治疗原则 | 制定五脏疾病的诊治方法 | 指导五脏疾病的针刺选穴 | 用五行指导脏腑疾病的用药 |
|---|---|---|---|---|
| 五脏的疾病会向其他脏腑传变，在对所病之脏治疗的时候，还要根据五行生克乘侮采取阻断病传的措施。 | 要根据五行的生克理论来确定五脏疾病的治疗原则，要抑强扶弱，虚则补其母，实则泻其子。 | 具体诊治五脏疾病的时候，要注意滋水涵木、抑火补水、培土生金、金水相生的原则。 | 运用五行学说指导针刺选穴，根据腧穴的五行属性，运用五行生克理论进行选穴论治。 | 运用五行归类的理论，把五脏六腑和药物的五色五味归属于五行，同一类别的药物能调整相应脏腑的失调状态。 |

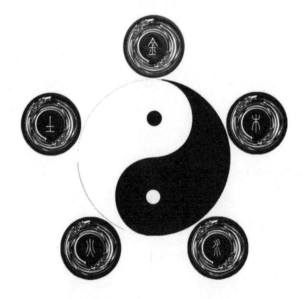

## 第三节
# 人体的经络穴位

> 作为人体组织结构的重要部分，经络系统就如同遍布人体全身上下的网状有机结构，在主管着气血运行、脏腑关联的同时，反应脏腑内部的变化。

经络穴位是中医诊断病症、治病祛疾的重要内容；而潜藏于人体体表浅层部位，神经反应与传输都异常敏感的穴位（也有穴道、腧穴之称），更掌管着气血的输注与进出，将血管、淋巴管、肌肉组织、神经系统紧密地联系在一起，对外显露病痛，对内引导治疗……这些人体表面看不见的点与线，纵横交错、星罗棋布，共同承载着人体生命的延续与健康的维持。

人体经络是由经脉与络脉共同组成，前者是人体经络循行的主要路径，后者则是前者斜出的旁支。除去统属于脏腑的十二经脉、奇经八脉以外，还有十二经别（即十二经脉的别行深入体腔的支脉）、十二经筋（即十二经脉的外周连属部分）、十二皮部（即十二经脉功能在体表分布反射区域）、十五络脉（即十二经脉、督任二脉各分出的斜行支脉，加入脾之大络共计十五条络脉）以及其他众多细小的络脉分支。

我国的古代先哲将万事万物划分为阴和阳，根据阴分和阳分的多少又将阴阳各分为三，即少阳、阳明、太阳；少阴、厥阴、太阴。太阳和少阳两阳合明为"阳明"，太阴和少阴两阴交尽即"厥阴"。而这种"三阴三阳的划分"在古人十二经脉的命名中体现得尤为明显，具体为手太阴肺经、手阳明大肠经、足阳明胃经、足太阴脾经、手少阴心经、手太阳小肠经、足太阳膀胱经、足少阴肾经、手厥阴心包经、手少阳三焦经、足少阳胆经、足厥阴肝经，合称"十二经脉"。其中，与五脏相连，循行于肢体内侧的经脉即为阴经；与六腑相系，循行于肢体外侧的经脉则为阳经。而别道奇行，不直接统属于脏腑的督脉、任脉、冲脉、带脉、阳跷脉、阴跷脉、阳维脉、阴维脉八条经脉则被合称为"奇经八脉"。

人体周身共有409处穴位，其中五脏六腑所循行的12条经络被称为"正经"，加之督、任二脉共14条经络上所排列的361个穴位，被称为"正穴"。北宋年间，宋仁宗诏命翰林医官王惟一所造的北宋针灸铜人，其高度与正常成年人相近，胸背前后两面可以开合，体内雕有脏腑器官，铜人表面镂有364个人体穴位，穴旁刻题穴名。考察人员或腧穴教学演示时，以黄蜡封涂在铜人外表的孔穴之上，铜人内部注满清水，如果人们技艺精湛、取穴熟练，则针入水出，反之则针刺不入。

## 十二经脉表里相合关系

| | 阴经（属脏络腑） | 阳经（属腑络脏） | 循行部位（阴经行于内侧，阳经行于外侧） | |
|---|---|---|---|---|
| 手 | 太阴肺经 | 阳明大肠经 | 上肢 | 前缘 |
| | 厥阴心包经 | 少阳三焦经 | | 中线 |
| | 少阴心经 | 太阳小肠经 | | 后缘 |
| 足 | 太阴脾经 | 阳明胃经 | 下肢 | 前缘 |
| | 厥阴肝经 | 少阳胆经 | | 中线 |
| | 少阴肾经 | 太阳膀胱经 | | 后缘 |

## 经络系统

人体的经络系统主要包括十二经脉、奇经八脉、十五别络以及从十二经脉分出的十二经别。

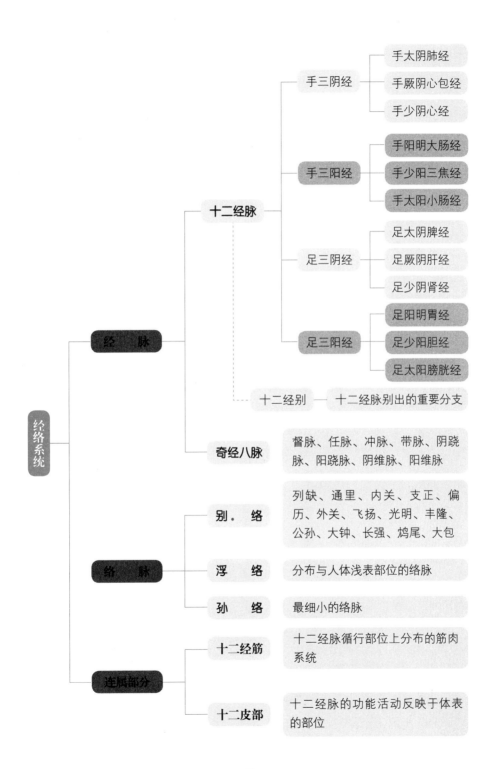

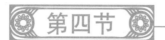

## 第四节

# 人体经络

## 手太阴肺经

**中府穴**
胸前壁的外上方、云门穴下1寸，前正中线旁开6寸，平第1肋间隙处。取穴施以点、按、揉法，可泻除胸中及体内的烦热，主治支气管炎、咳喘、心脏病、胸肺胀满、胸肌疼痛、肩背痛等病症。

**尺泽穴**

**孔最穴**
该穴位于尺泽穴下约5寸处。取穴施以点、揉、捏法，可活血通窍、宣肺理气，主治肠炎、痔疮、热病、头痛、支气管炎、咽喉痛等病症。

**列缺穴**

**经渠穴**

**太渊穴**

**少商穴**
双手拇指末节桡侧，距指甲角0.1寸处即是。取穴施以掐法，可清热宣肺，主治感冒、扁桃腺炎、肺炎、呃逆、失眠、齿龈出血等病症。

**鱼际穴**
手掌心朝上，在第一掌骨中点之桡侧，赤白肉的交际处。取穴施以点、揉、捏法，主治声带疾患、头痛、眩晕、咽炎、腹痛、脑充血、口干舌燥等病症。

# 手阳明大肠经

手阳明大肠经和肺经的关系非常密切，它是肺和大肠的保护者。《黄帝内经》上说："阳明经多气多血"，疏通此经气血，可以预防和治疗人体五官、呼吸系统、消化系统三方面的疾病。

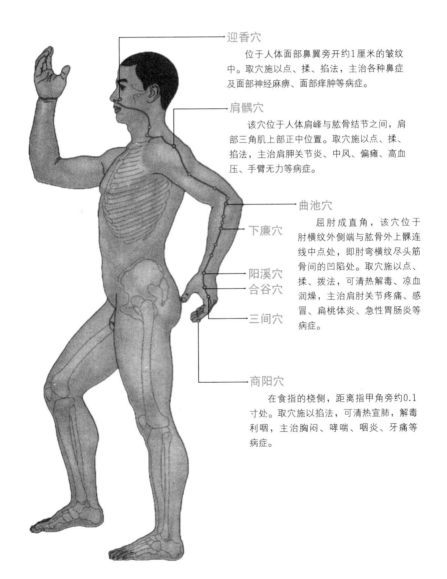

**迎香穴**

位于人体面部鼻翼旁开约1厘米的皱纹中。取穴施以点、揉、掐法，主治各种鼻症及面部神经麻痹、面部痒肿等病症。

**肩髃穴**

该穴位于人体肩峰与肱骨结节之间，肩部三角肌上部正中位置。取穴施以点、揉、掐法，主治肩胛关节炎、中风、偏瘫、高血压、手臂无力等病症。

**曲池穴**

屈肘成直角，该穴位于肘横纹外侧端与肱骨外上髁连线中点处，即肘弯横纹尽头筋骨间的凹陷处。取穴施以点、揉、拨法，可清热解毒、凉血润燥，主治肩肘关节疼痛、感冒、扁桃体炎、急性胃肠炎等病症。

**下廉穴**

**阳溪穴**

**合谷穴**

**三间穴**

**商阳穴**

在食指的桡侧，距离指甲角旁约0.1寸处。取穴施以掐法，可清热宣肺，解毒利咽，主治胸闷、哮喘、咽炎、牙痛等病症。

# 足阳明胃经

足阳明胃经属于胃，络于脾，所以它和胃的关系最为密切，是消化系统非常重要的经络，但同时也和脾有关，维系着人的后天之本。主治胃肠病、神志病和头、面、眼、鼻、口、齿的疾病，以及经脉循行部位的病症。

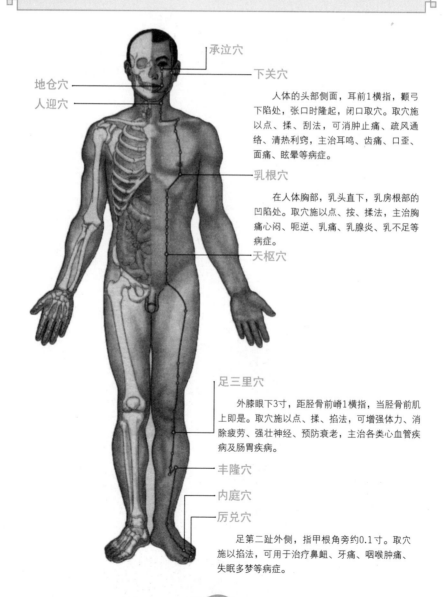

承泣穴

下关穴

人体的头部侧面，耳前1横指，颧弓下陷处，张口时隆起，闭口取穴。取穴施以点、揉、刮法，可消肿止痛、疏风通络、清热利窍，主治耳鸣、齿痛、口歪、面痛、眩晕等病症。

地仓穴

人迎穴

乳根穴

在人体胸部，乳头直下，乳房根部的凹陷处。取穴施以点、按、揉法，主治胸痛心闷、呃逆、乳痛、乳腺炎、乳不足等病症。

天枢穴

足三里穴

外膝眼下3寸，距胫骨前嵴1横指，当胫骨前肌上即是。取穴施以点、揉、掐法，可增强体力、消除疲劳、强壮神经、预防衰老，主治各类心血管疾病及肠胃疾病。

丰隆穴

内庭穴

厉兑穴

足第二趾外侧，指甲根角旁约0.1寸。取穴施以掐法，可用于治疗鼻衄、牙痛、咽喉肿痛、失眠多梦等病症。

# 足太阴脾经

足太阴脾经是阴经，跟脏腑联系最紧密，尤其是脾、胃及心，同时它也是治疗妇科病的首选经络。主治消化系统、妇科、前阴病及经脉循行部位的其他病症。

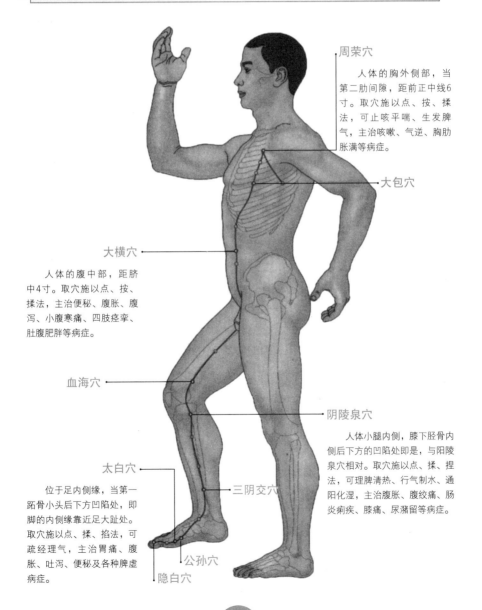

**周荣穴**

人体的胸外侧部，当第二肋间隙，距前正中线6寸。取穴施以点、按、揉法，可止咳平喘、生发脾气，主治咳嗽、气逆、胸肋胀满等病症。

**大包穴**

**大横穴**

人体的腹中部，距脐中4寸。取穴施以点、按、揉法，主治便秘、腹胀、腹泻、小腹寒痛、四肢痉挛、肚腹肥胖等病症。

**血海穴**

**阴陵泉穴**

人体小腿内侧，膝下胫骨内侧后下方的凹陷处即是，与阳陵泉相对。取穴施以点、揉、捏法，可理脾清热、行气制水、通阳化湿，主治腹胀、腹绞痛、肠炎痢疾、膝痛、尿潴留等病症。

**太白穴**

位于足内侧缘，当第一跖骨小头后下方凹陷处，即脚的内侧缘靠近足大趾处。取穴施以点、揉、掐法，可疏经理气，主治胃痛、腹胀、吐泻、便秘及各种脾虚病症。

**三阴交穴**

**公孙穴**

**隐白穴**

# 手少阴心经

手少阴心经属于心，因此和心脏有密切的关系，它是主宰人体的重要经脉。本经腧穴主治心、胸、神志及经脉循行部位的其他病症，如眼睛昏黄，胸胁疼痛，上臂内侧后边痛或厥冷，手掌心热等病症。

**极泉穴**

位于人体的两腋窝正中，在腋窝下的两条筋脉之间，腋动脉的博动之处。取穴施以点、按、揉、弹、抠法，主治心肌炎、心绞痛、冠心病、心悸、心痛等各类心脏疾病以及肩臂疼痛、肩关节炎、上肢麻木等病症。

**青灵穴**

人体手臂内侧，当极泉穴与少海穴的连线上，肘横纹上3寸处，肱二头肌的内侧沟中。取穴施以点、揉、拨法，可理气止痛、宽胸宁心，主治神经性头痛、胁痛、肩臂疼痛、心绞痛、肩胛及前臂肌肉痉挛等病症。

**少海穴**

**神门穴**

该穴位于人体手腕关节部位，腕掌横纹尺侧端凹陷处。取穴施以点、揉、抠法，可宁心安神、疏通经络，主治心烦失眠、神经衰弱、癫病、心绞痛、糖尿病、高血压等病症。

**少府穴**

**少冲穴**

小指末节桡侧，距指甲角0.1寸处即是该穴。取穴施以掐法，可以紧急救治中风猝倒和心脏病发作的患者，主治各类心脏疾患、热病昏迷、心悸、心痛、结膜炎、上肢肌肉痉挛等病症。

# 手太阳小肠经

手太阳小肠经就如同拂去人体倦怠、痛楚等阴霾的清洁工，是具有宁心安神、舒筋活络功效的经络，按摩这些经穴可以疏通经气，缓解疲劳。本经所属腧穴主治耳聋、眼睛昏黄、面颊肿、颈部、颌下、肩胛、上臂、前臂的外侧后边痛等病症。

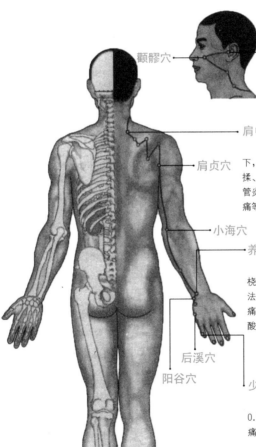

颧髎穴

**听宫穴**

在耳屏正中前，张口后的凹陷处。取穴施以点、揉法，主治耳鸣、中耳炎、失声、牙齿疼痛、癫痫、心腹痛、三叉神经疼痛、头痛、目眩等病症。

**肩中俞穴**

位于人体背部，当第七颈椎棘突下，旁开2寸的位置即是。取穴施以点、揉、抠、拨法，可解表宣肺，主治支气管炎、哮喘、咳嗽、视力减退、肩背疼痛等病症。

肩贞穴

小海穴

**养老穴**

屈肘，手掌心向胸，尺骨小骨桡侧缘上方凹陷中。取穴施以点、掐法，可调气活血、舒筋散寒、通络止痛，主治目视不清，肩背肘臂等部位酸痛及呃逆、落枕、腰痛等病症。

后溪穴

阳谷穴

**少泽穴**

人体小指末节尺侧，距指甲角旁0.1寸即是。取穴施以掐法，主治头痛、咽喉肿痛、肋间神经痛等病症。

# 足太阳膀胱经

足太阳膀胱经主管营运人体中宝贵的体液，作为体内排毒的主干道，它关系到全身各处的通畅与健康。本经腧穴主治泌尿生殖系统、精神神经系统、呼吸系统、循环系统、消化系统的病症及本经所过部位的病症。

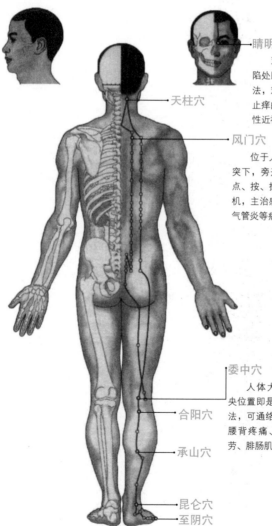

**天柱穴**

**睛明穴**

双目之内眦内上方约0.1寸的凹陷处即是该穴。取穴施以点、按、揉法，对眼睛具有镇痛、消肿、止泪、止痒的作用，能令眼睛明亮，主治假性近视、散光、花眼等病症。

**风门穴**

位于人体的背部，当第二胸椎棘突下，旁开1.5寸处即是。取穴施以点、按、揉法，可宣通肺气、调理气机，主治感冒发热、咳嗽、恶寒、支气管炎等病症。

**委中穴**

人体大腿后，膝盖里侧的中央位置即是。取穴施以点、按、揉法，可通络止痛，主治腰腿无力、腰背疼痛、急性胃肠炎、小腿疲劳、腓肠肌痉挛等病症。

**合阳穴**

**承山穴**

**昆仑穴**

**至阴穴**

# 足少阴肾经

足少阴肾经是人体的先天之本，肾脏主管骨骼、生殖与人体生长发育，而足少阴肾经决定着肾脏气血的通畅，周始往复就如同一眼幸福长寿的不老泉。本经主要治疗妇科、前阴、肾、肺、咽喉病症，如月经不调、小便不利等以及经脉循行部位的病变。

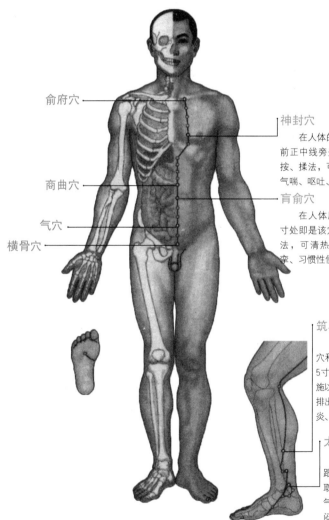

俞府穴

商曲穴

气穴

横骨穴

**神封穴**
在人体的胸部，当第四肋间隙，前正中线旁开2寸处。取穴施以点、按、揉法，可降浊升清，主治咳嗽、气喘、呕吐、不嗜饮食等病症。

**肓俞穴**
在人体腹中部，当脐中旁开0.5寸处即是该穴。取穴施以点、按、揉法，可清热理气，主治黄疸、胃疼挛、习惯性便秘、肠炎等病症。

**筑宾穴**
人体的小腿内侧，当太溪穴和阴谷穴的连线上，太溪穴上5寸处，腓肠肌肌腹的内下方。施以点、揉、拿法，可散热降温、排出毒素，主治癫病、肾炎、盆腔炎、小腿内侧痛等病症。

**太溪穴**
足内侧，内踝后方与脚跟骨筋腱之间的凹陷处即是。取穴施以点、揉法，可补肾益气，主治肾炎、月经不调、胸闷、齿痛等病症。

# 手厥阴心包经

手厥阴心包经是心脏的保护神，能够代心受过，替心承受侵袭。此经穴可主治胸部、心血管系统、精神神经系统和本经经脉所经过部位的病症，如心痛、心悸、心胸烦闷、癫狂、呕吐、热病、疮病及肘臂挛痛等。

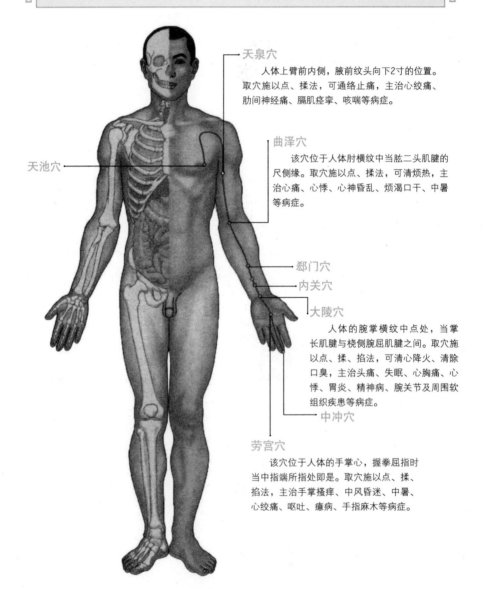

**天泉穴**

人体上臂前内侧，腋前纹头向下2寸的位置。取穴施以点、揉法，可通络止痛，主治心绞痛、肋间神经痛、膈肌痉挛、咳喘等病症。

**曲泽穴**

该穴位于人体肘横纹中当肱二头肌腱的尺侧缘。取穴施以点、揉法，可清烦热，主治心痛、心悸、心神昏乱、烦渴口干、中暑等病症。

**天池穴**

**郄门穴**

**内关穴**

**大陵穴**

人体的腕掌横纹中点处，当掌长肌腱与桡侧腕屈肌腱之间。取穴施以点、揉、掐法，可清心降火、清除口臭，主治头痛、失眠、心胸痛、心悸、胃炎、精神病、腕关节及周围软组织疾患等病症。

**中冲穴**

**劳宫穴**

该穴位于人体的手掌心，握拳屈指时当中指端所指处即是。取穴施以点、揉、掐法，主治手掌搔痒、中风昏迷、中暑、心绞痛、呕吐、癫病、手指麻木等病症。

# 手少阳三焦经

手少阳三焦经又可称为"耳脉"，仿佛人体体侧形影相随的忠实守护者，统领着体内的水谷运化、气血循行。本经穴主治人体眼耳、面部、喉咙、肩臂以及与"气"相关的疾病。

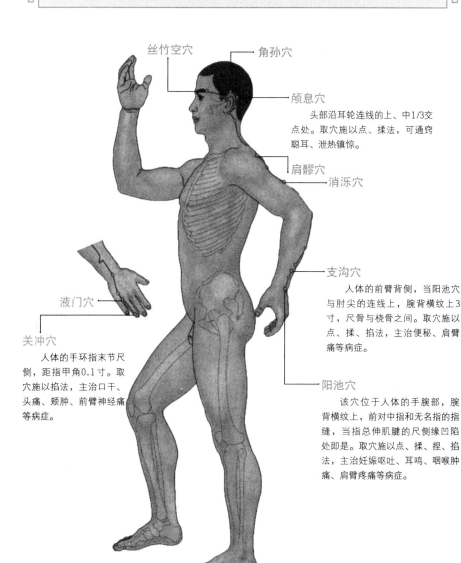

丝竹空穴

角孙穴

颅息穴

头部沿耳轮连线的上、中1/3交点处。取穴施以点、揉法，可通窍聪耳、泄热镇惊。

肩髎穴

消泺穴

支沟穴

人体的前臂背侧，当阳池穴与肘尖的连线上，腕背横纹上3寸，尺骨与桡骨之间。取穴施以点、揉、掐法，主治便秘、肩臂痛等病症。

液门穴

关冲穴

人体的手环指末节尺侧，距指甲角0.1寸。取穴施以掐法，主治口干、头痛、颊肿、前臂神经痛等病症。

阳池穴

该穴位于人体的手腕部，腕背横纹上，前对中指和无名指的指缝，当指总伸肌腱的尺侧缘凹陷处即是。取穴施以点、揉、捏、掐法，主治妊娠呕吐、耳鸣、咽喉肿痛、肩臂疼痛等病症。

# 足少阳胆经

足少阳胆经在我们身体里循行的路线较为绵长、复杂，作为掌管人体中精之府的首席管家，沿其经络循行的刺激能够改善体内气血的顺畅运行，主治胸胁、肝胆病症、热性病、神经系统病症和头侧部、眼、耳、咽喉病症，以及本经脉所经过部位的病症。

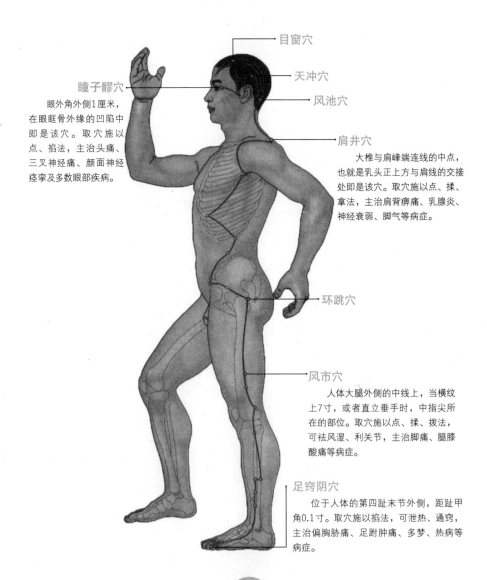

目窗穴

天冲穴

风池穴

瞳子髎穴
眼外角外侧1厘米，在眼眶骨外缘的凹陷中即是该穴。取穴施以点、掐法，主治头痛、三叉神经痛、颜面神经痉挛及多数眼部疾病。

肩井穴
大椎与肩峰端连线的中点，也就是乳头正上方与肩线的交接处即是该穴。取穴施以点、揉、拿法，主治肩背痹痛、乳腺炎、神经衰弱、脚气等病症。

环跳穴

风市穴
人体大腿外侧的中线上，当横纹上7寸，或者直立垂手时，中指尖所在的部位。取穴施以点、揉、拨法，可祛风湿、利关节，主治脚痛、腿膝酸痛等病症。

足窍阴穴
位于人体的第四趾末节外侧，距趾甲角0.1寸。取穴施以掐法，可泄热、通窍，主治偏胸胁痛、足跗肿痛、多梦、热病等病症。

# 足厥阴肝经

足厥阴肝经循行的路线不长，穴位不多，但是作用一点也不小，可以说是体内气血调理、治病祛疾的一把金钥匙，主治胸胁、肝胆病症、热性病、神经系统病症和头侧部、眼、耳、咽喉病症，以及本经脉所经过部位的病症。

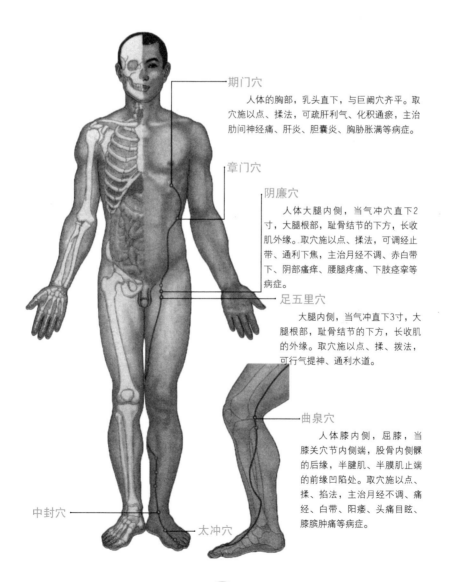

**期门穴**

人体的胸部，乳头直下，与巨阙穴齐平。取穴施以点、揉法，可疏肝利气、化积通瘀，主治肋间神经痛、肝炎、胆囊炎、胸胁胀满等病症。

**章门穴**

**阴廉穴**

人体大腿内侧，当气冲穴直下2寸，大腿根部，耻骨结节的下方，长收肌外缘。取穴施以点、揉法，可调经止带、通利下焦，主治月经不调、赤白带下、阴部瘙痒、腰腿疼痛、下肢痉挛等病症。

**足五里穴**

大腿内侧，当气冲直下3寸，大腿根部，耻骨结节的下方，长收肌的外缘。取穴施以点、揉、拨法，可行气提神、通利水道。

**曲泉穴**

人体膝内侧，屈膝，当膝关穴节内侧端，股骨内侧髁的后缘，半腱肌、半膜肌止端的前缘凹陷处。取穴施以点、揉、掐法，主治月经不调、痛经、白带、阳痿、头痛目眩、膝膑肿痛等病症。

**中封穴**

**太冲穴**

# 督脉

督脉是人体奇经八脉之一，总督一身之阳经，六条阳经都与督脉交会于大椎。督脉有调节阳经气血的作用，故称为"阳脉之海"，主生殖机能，特别是男性生殖机能。该经脉发生病变，主要表现为脊柱强直、头重痛、项强、眩晕、癫痫、癃闭、痔疾等。

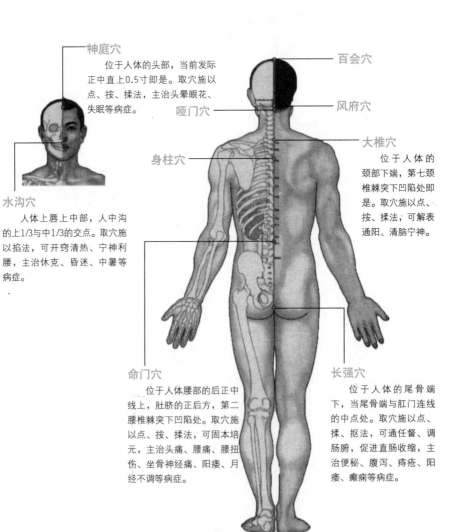

**神庭穴**
位于人体的头部，当前发际正中直上0.5寸即是。取穴施以点、按、揉法，主治头晕眼花、失眠等病症。

**水沟穴**
人体上唇上中部，人中沟的上1/3与中1/3的交点。取穴施以掐法，可开窍清热、宁神利腰，主治休克、昏迷、中暑等病症。

**百会穴**

**风府穴**

**哑门穴**

**身柱穴**

**大椎穴**
位于人体的颈部下端，第七颈椎棘突下凹陷处即是。取穴施以点、按、揉法，可解表通阳、清脑宁神。

**命门穴**
位于人体腰部的后正中线上，肚脐的正后方，第二腰椎棘突下凹陷处。取穴施以点、按、揉法，可固本培元，主治头痛、腰痛、腰扭伤、坐骨神经痛、阳痿、月经不调等病症。

**长强穴**
位于人体的尾骨端下，当尾骨端与肛门连线的中点处。取穴施以点、揉、抠法，可通任督、调肠腑，促进直肠收缩，主治便秘、腹泻、痔疮、阳痿、癫痫等病症。

# 任脉

任脉是人体的奇经八脉之一，它与全身所有阴经相连，身体的精血、精液都由任脉所主，也被称为"阴脉之海"。其病症即以下焦、产育为主，任脉主治遗尿、遗精、腹胀痛、胃痛、呃逆、舌肌麻痹、各种疝气病、女子易患带下、女子小腹结块等病症。

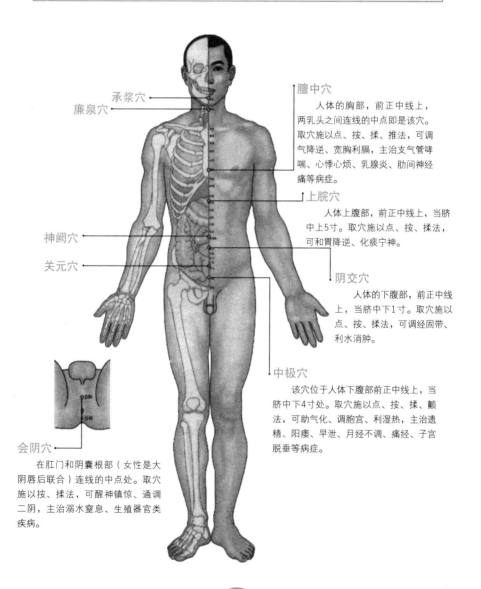

承浆穴

廉泉穴

膻中穴
人体的胸部，前正中线上，两乳头之间连线的中点即是该穴。取穴施以点、按、揉、推法，可调气降逆、宽胸利膈，主治支气管哮喘、心悸心烦、乳腺炎、肋间神经痛等病症。

上脘穴
人体上腹部，前正中线上，当脐中上5寸。取穴施以点、按、揉法，可和胃降逆、化痰宁神。

神阙穴

关元穴

阴交穴
人体的下腹部，前正中线上，当脐中下1寸。取穴施以点、按、揉法，可调经固带、利水消肿。

中极穴
该穴位于人体下腹部前正中线上，当脐中下4寸处。取穴施以点、按、揉、颤法，可助气化、调胞宫、利湿热，主治遗精、阳痿、早泄、月经不调、痛经、子宫脱垂等病症。

会阴穴
在肛门和阴囊根部（女性是大阴唇后联合）连线的中点处。取穴施以按、揉法，可醒神镇惊、通调二阴，主治溺水窒息、生殖器官类疾病。

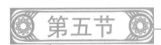

## 第五节
### 中医疗法常用的特效穴位

## 关元穴

关元穴又称丹田，关，关卡的意思；元，元首的意思；"关元"指的是任脉气血中的滞重水湿在此处不得上行。推拿这个穴位，有培肾固本、调气回阳的作用，能够治疗阳痿、早泄、月经不调、崩漏、带下、不孕、子宫脱垂、闭经、遗精、遗尿、小便频繁、小便不通、痛经、产后出血、小腹痛、腹泻、腹痛、痢疾、完谷不化等症状；长期推拿这个穴位，对全身衰弱、尿路感染、肾炎、疝气、脱肛、中风、尿道炎、盆腔炎、肠炎、肠粘连、神经衰弱、小儿消化不良等疾病，都有很好的疗效，而且有调理、改善的功能。

▶ 精确取穴

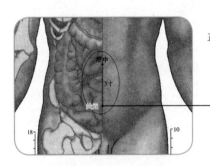

人体关元穴位于下腹部，前正中线上，当脐中下3寸。

正坐，双手置于小腹，掌心朝下，左手中指指腹所在位置的穴位即是。

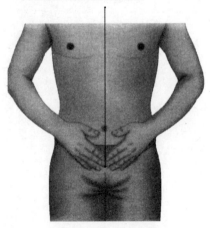

▶ 取穴技巧

功用 募集小肠经气血、传导任脉水湿。
配伍治病
中风脱证：关元配气海、肾俞和神阙。
虚劳、里急、腹痛：关元配足三里、脾俞和公孙。

## 神阙穴

神阙穴是人体任脉上的重要穴位之一，与人体的生命活动密切相关，是人体的长寿大穴。神，尊、上、长的意思，这里指父母或先天；阙，牌坊的意思。"神阙"的意思是指先天或前人留下的标记。推拿这个穴位，有温阳固脱、健运脾胃的作用，对小儿泻痢有特效；能够治疗急慢性肠炎、痢疾、脱肛、子宫脱垂、水肿、中风、中暑、不省人事、肠鸣、腹痛、泻痢不止等疾病。

▶ **精确取穴**

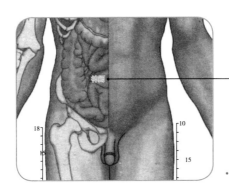

该穴位于人体的腹中部，脐中央。

▶ **取穴技巧**

**功用** 温阳固脱、健运脾胃。

**配伍治病**

泻痢便秘、绕脐腹痛：神阙配公孙、水分、天枢和足三里。

虚劳、里急、腹痛：关元配足三里、脾俞和公孙。

脱肛、小便不禁：神阙配长强、气海和关元。

在肚脐正中取穴即可。

▶ **自我按摩**

用左手手掌，掌心对准肚脐，覆盖在肚脐上，右手手掌，覆盖于左手掌背，双手掌同时出力，按揉穴位，有酸痛感。每次左右手在下互换，各按揉1～3分钟。

| 程度 | 全手压法 | 时间/分钟 |
|---|---|---|
| 轻 |  | 1~3 |

# 大椎穴

大，多的意思；椎，锤击之器，这里指穴内的气血物质实而非虚。"大椎"的意思是指手足三阳的阳热之气由此处汇入本穴，并与督脉的阳气上行头颈。推拿这个穴位，有解表通阳、清脑宁神的作用，能够快速退烧；治疗感冒、肩背痛、头痛，咳嗽、气喘、中暑、支气管炎、湿疹、血液病等疾病；坚持长期推拿和针灸这个穴位，还能够有效治疗体内寄生虫、扁桃腺炎、尿毒症等。

▶ **精确取穴**

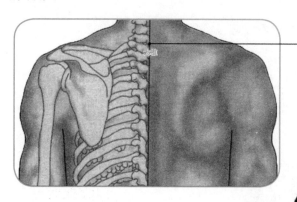

大椎穴位于人体的颈部下端，第七颈椎棘突下凹陷处。

▶ **取穴技巧**

功用 解表通阳。
配 治病
虚损、盗汗、劳热：大椎配肺俞。
预防流脑：大椎配曲池。

正坐或俯卧，伸左手由肩上反握对侧颈部，虎口向下，四指扶右侧颈部，指尖向前，大拇指腹所在位置的穴位即是。

▶ **自我按摩**

大拇指指尖向下，用指腹（或指尖）按揉穴位，有酸痛、胀麻的感觉。每次左右各按揉1～3分钟，先左后右。

| 程度 | 拇指压法 | 时间/分钟 |
|------|---------|-----------|
| 轻 | | 1～3 |

## 身柱穴

身，身体的意思；柱，支柱的意思；"身柱"的意思是指督脉气血在此处穴位吸热后，化为强劲饱满之状，如同身体坚实的支柱。经常推拿这个穴位，对气喘、感冒、咳嗽、肺结核，以及因为咳嗽导致的肩背疼痛等疾病，具有特殊的疗效；还能够有效治疗虚劳喘咳、支气管炎、肺炎、百日咳，并且对疔疮肿毒还具有非常明显的效果；长期按压这个穴位，对脊背强痛、小儿抽搐、癫病、热病、中风不语等病症，具有很好的调理和保健作用。

▶ **精确取穴**

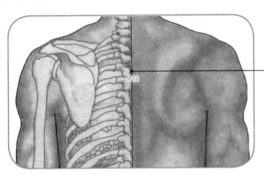

人体身柱穴位于背部，当后正中线上，第三胸椎棘突下凹陷中。

▶ **取穴技巧**

功用 宣肺清热。

配伍治病

癫病：身柱配水沟、内关、丰隆和心俞。

肺热、咳嗽：身柱配风池、合谷和大椎。

正坐或俯卧，伸左手由肩上尽力向后，中指指尖所在的位置即是。

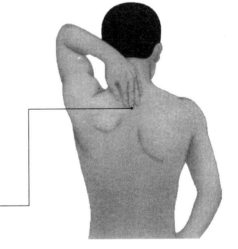

▶ **自我按摩**

把食指叠加在中指指背上一起用力按揉穴道，有刺痛的感觉。每次左右手各按揉3~5分钟，先左后右。

| 程度 | 拇指压法 | 时间/分钟 |
|------|---------|----------|
| 轻 | | 1~3 |

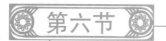

# 第六节
## 病症的辨证论治

> 辨证施治是对病情进行分析、推理、判断、综合，从而得出疾病的原因、部位、性质，确定治疗的方法。

辨证就是在中医理论的指导下，将四诊搜集的各种症状、体征等资料进行综合分析。除了上节中提到的八纲辨证，另外还有气血津液辨证、脏腑辨证以及外感病辨证等。

气、血、津液、阴阳病辨证主要运用于内伤疾病，气、血、津液、阴阳是构成人体和维持人体生命活动的物质基础，它的生成和作用离不开脏腑的生理功能，而脏腑生理功能也依赖于气、血、津液的推动和滋养，所以气、血、津液的病变与脏腑病变密切相关。

脏腑辨证是运用脏腑经络、气、血、津液以及病因的相关理论，分析四诊所搜集的症状、体征等资料，用来辨明疾病所在的脏腑部位、病因、性质以及正邪盛衰的一种辨证方法。脏腑辨证主要用于内伤杂病的辨证，是疾病诊断的基础。

外感疾病是指人体感受外邪而引起的一类疾病。外感疾病一般都具有一定的致病因素，并且有流行性、季节性、地域性的特点，甚至有些外感疾病还有传染性，例如曾经流行过的"非典"，外感疾病的病程具有明显的阶段性特点，外感疾病的辨证方法主要有六经辨证、卫气营血辨证、三焦辨证等方法。

辨证施治的主要要点包括：辨别疾病的部位、辨别疾病的性质、辨别疾病的"病邪"等几方面。

疾病总是发生在人体的某一部位，如在气、在血，或在某一脏腑。一定部位的疾病也都表现出一定的症候。脏腑辨证就是通过分析症候，辨别疾病在人体哪一部位。

八纲中的表里是指疾病部位的浅深，虚实是指邪正盛衰，寒热是指疾病的属性，阴阳是指疾病的类别。八纲辨证必须通过"病邪辨证"与"脏腑气血辨证"后才能对疾病做出正确的判断。

一切破坏人体正常功能，引起疾病的因素，不管是从体外侵入的还是体内生成的都叫做"病邪"。风、寒、湿、痰、热、暑、燥、虫等，都是病邪。每种病邪都能致病，并且都有一定的症候。

## 辨别疾病的性质

所谓八纲，就是表、里、寒、热、虚、实、阴、阳八个辨证的纲领。

### 虚实

虚实的概念是在中医学中"邪正"理论的基础上形成的。凡是正气不足，抗病力弱的，都称为虚证。

虚实辨证
- 虚证的症状：神疲乏力，自汗，盗汗，心悸，耳鸣，声音低微，气短，面色无光，久泄，食物不化，腰酸遗精等。脉象细小无力，舌质淡或红，少苔。
- 实证的症状：腹胀胸满，喘逆气粗，胁腹痞块，疼痛拒按，大便秘结或腹痛下痢，小便不通，少腹胀满等。脉象弦实有力，舌苔厚腻。

### 寒热

寒证多为人体功能衰退的症候；热证多为人体功能亢盛的症候。热证的治疗用清热、凉血、泻火、解毒等方法，寒证的治疗用回阳、温中、散寒等方法。

寒热辨证
> 寒证的症状：面色苍白，恶寒，蜷卧，腹脘疼痛，大便稀薄，小便清长，四肢不温等。脉沉细或迟或弦紧，舌苔白润。
>
> 热证的症状：面红，目赤，身热不恶寒，烦躁，口干喜饮，大便秘结，小便黄赤等。脉数有力，舌质红，苔黄腻干燥。

## 表里

凡病在人体的肌肤、经络的，都属于表证的范围；病在脏腑的，都属于里证的范围。

表里辨证
> 表证的症状：怕冷，发热，头痛，身痛，鼻塞，四肢关节酸痛等。脉象浮，舌苔薄白。
>
> 里证的症状：发热，烦躁，口渴，胸闷呕吐，胁痛腹痛，便秘或泄泻等。脉滑数或沉弦，舌苔腻。

## 阴阳

阴阳是八纲中的总纲，是辨别疾病属性的两个纲领。

阴阳辨证
> 阳证，即一般所称的表证、热证、实证以及外科疮疡，局部红肿热痛，脓液稠厚发臭等。
>
> 阴证，即一般所称的里证、寒证、虚证以及外科疮疡，局部不红不热不痛，脓液稀薄等。

### ▶ 八纲辨证源流表

| 时代 | 作者、著作 | 贡献 |
| --- | --- | --- |
| 先秦 | 《黄帝内经》 | 八纲还没有正式确立，但是已有这方面内容。 |
| 汉代 | 张仲景《伤寒杂病论》 | 在实践过程中应用了八纲的内容。 |
| 明代 | 很多医家 | 提出了八纲的概念和内容。 |
| 近代 | 祝菊味 | 正式提出八纲名称。 |

### ▶ 就医建议

本书所教为一般保健技术，仅供参考。每个人的病情千差万别，治疗方法也有所不同。如有患病，应及时就医。

# 第二章

## 常用的小疗法

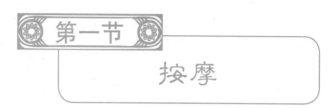

第一节

按摩

> 按摩是一种自然的物理疗法，它是根据患者的具体病情，利用按摩者的双手在体表相应的经络、穴位、痛点上，使用肢体活动来防治疾病的一种方法。

按摩能调节机体的平衡和神经功能，改善血液循环，促进炎症的消退和水肿的吸收，整骨理筋，解痉止痛，润滑关节，松解黏连，提高机体的抗病能力。随着人类社会的进步和人们生活水平的提高，对无损伤、无副作用的自然疗法需求与日俱增，按摩疗法已受到人们的高度重视。而且，按摩疗法简便易学，不受场地的限制，无需特殊的器械设备，疗效显著、安全可靠、经济实惠、运用得当便可获得事半功倍的效果，因此越来越多的人用这种方式来治病强身。

中国的按摩疗法早在原始社会就已经出现了。在黄帝时期，一个叫俞跗的人在祖先经验的基础上，总结出了"古代按摩八法"，其中一些手法具有很好的美容保健作用。

2000多年前问世的《黄帝内经》是我国现存的医学文献中最早的一部总结性著作，这本书对自我保健与美容理论核心的"精、气、神"学说作了系统精辟的论述，它不仅为按摩治病奠定了理论基础，也为自身保健、美容按摩技术的普遍应用奠定了理论基础。

在秦汉时期，按摩常用来治疗"筋脉不通"、"肢体麻痹不仁"、"肌肉坚紧"及"寒气容于肠胃之间，膜原之下"等证。《汉书·艺文志》载有《黄帝歧伯按摩十卷》，此书可能是我国第一部按摩专著。可见利用按摩来治疗疾病在古代已颇为盛行。如三国时期名医华佗发明的五禽戏，还具有防病治病、健身美容的作用。

隋代巢元方等人编著的《诸病源候论》，也介绍了许多保健、美容方法。如"摩手掌令热以摩面，从上下二七为止，去肝气，令面有光。有摩手令热，令热从体上下，名曰干浴，令人胜风寒时气，寒热头痛，百病皆愈。"这段话生动而准确的描述了脸部、全身的按摩方法和效果。

按摩不仅在中国历史悠久，在古希腊和古罗马，人们也把按摩作为治疗多种疾病的手段。在科学发展日新月异的今天，按摩的独特功效同样大放异彩，深受各国人民的欢迎和喜爱。

## 一学就会的按摩手法

按摩手法是按摩的手段。按摩时，手法的熟练程度及正确与否对按摩疗效起着至关重要的作用。

### 推法

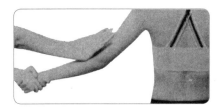

以指、掌、拳或肘部着力于身体体表治疗部位上，进行单方向的直线或弧形推动的方法，称为推法。

### 拿法

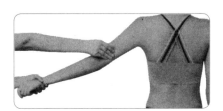

拿法是用大拇指与食指、中指或大拇指与其他四指相对用力，呈钳形，持续而又节奏地提捏或捏揉肌肤。

### 摩法

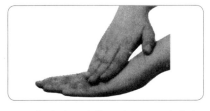

指摩法　食指、中指、无名指相并，指面附着于特定部位按顺时针或逆时针环转运动。

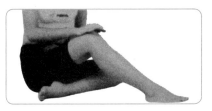

掌摩法　用手掌掌面附着于施术部位，做有节律的环形摩动。

## 按法

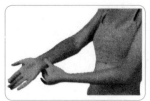 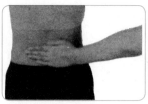 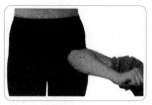

**指按法** 用拇指、食指、中指的指端或螺纹面垂直向特定部位按压。

**掌按法** 用手掌根部着力向下按压，可用单掌按或双掌按，亦可双手重叠按压。

**肘按法** 将肘关节弯曲，用突出的尺骨鹰嘴着力按压特定部位。

## 捏法

用拇指和其他手指对合用力，均匀地捏拿皮肉，称为捏法。

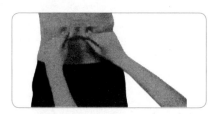 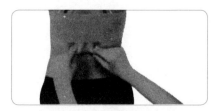

**两指捏法** 用拇指指腹和中指中节桡侧面相对用力，将肌肉提起做一捏一放动作。

**三指捏法** 用拇指直面顶住皮肤，食指和中指在前按压，三指同时用力提拿肌肤，双手交替向前移动。

## 揉法

揉法是常用按摩手法，是用手掌大鱼际或掌根、全掌、手指螺纹面部分着力于体表施术部位上，做轻柔和缓的回旋揉动。

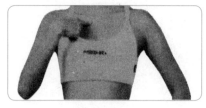 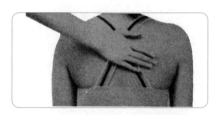

**指揉法** 用拇指、食指、中指的指端或螺纹面垂直向特定部位按压。

**掌揉法** 用手掌大鱼际或掌根着力于施术部位做轻柔缓和的揉动。

## 点法

用指端或屈曲的指间关节部着力，持续点压，刺激患者的某些穴位，称为点法。

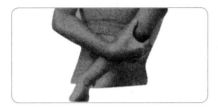

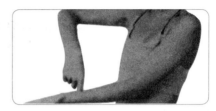

拇指点 用拇指指端按压体表穴位。

屈指点 包括屈拇指点和屈食指点法。即弯曲手指时，用拇指指间关节桡侧或食指近侧指间关节点压施术部位。

## 击法

用拳背、掌根、掌侧小鱼际、指尖或桑枝棒打击身体一定部位或穴位。

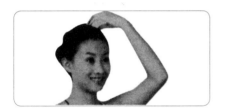

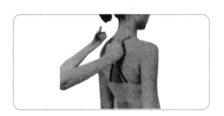

指击法 用手指末端着力击打。

拳击法 手握空拳，用拳背或小鱼际侧击打，称为拳击法，又称捶打。

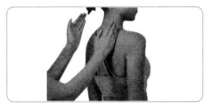

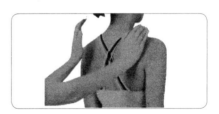

小鱼际击法 手掌伸直，用单手或双手小鱼际着力击打。

掌击法 手指自然松开，用掌根部击打，称为拳击法。

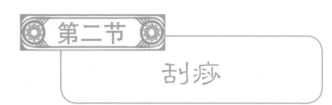

第二节

刮痧

刮痧疗法是常用中医疗法之一，也是中医疗法的重要组成部分，具有简便易学、取材方便、操作简单、安全无副作用、疗效显著等特点。

刮痧疗法在民间广为流传，深受大众的喜爱，特别是在当今医疗费用居高不下，养生越来越受到关注的情况下，越来越多的人开始采用这种手法进行自我保健和养生。

"痧"一方面是指病邪的痧，这里是泛指由于邪气侵入人体，孔窍闭塞、经脉阻塞、气血凝滞、雍盛实热而产生的各种头晕头痛、身热倦怠、胸口气闷、四肢乏力、上吐下泻等症。另一方面，"痧"也是病症的表现。这类疾病的表现多是体表出现各种红紫或紫黑的痧点或痧斑。这些大多是邪气闭阻不能外达的表现，能够用来帮助诊断和治疗。

刮痧的源头可追溯到旧石器时代。远古时期，当人们患病时，不经意地用手或石片在身上抚摩、捶打，有时竟然使病情得到缓解。时间一长，自然形成了砭石治病法，这也就是"刮痧"的雏型。刮痧在古代又称"刮治"，到清代被命名为"刮痧"，然后一直沿用至今。

明代医学家张凤逵认为，毒邪由皮毛而入就会阻塞人体脉络，阻塞气血，使气血不畅；毒邪由口鼻吸入也会阻塞络脉，使络脉的气血不通。这种情况就可以运用刮痧疗法，将刮痧器具在经络穴位上进行刮拭，直到刮出皮下出血，通过发汗使汗孔张开，痧毒就这样被排出体外，从而达到治愈疾病的目的。

简单地说，刮痧就是用手指或各种边缘光滑的工具，蘸上具有一定治疗作用的刮痧介质，在人体表面特定部位反复进行刮拭，使皮肤表面出现淤血点、淤血斑或点状出血，这就是所谓的"出痧"。

## 刮痧疗法的作用

**刮痧的功效**

从中医的角度讲，刮痧有以下功效：能够调理气血运行，改善脏腑功能，具有活血化瘀、舒筋通络、开窍醒脑、解表祛邪、行气止痛等作用。

从西医的角度讲，刮痧是通过刮拭一定部位来刺激皮下毛细血管和神经末梢，促使中枢神经系统产生兴奋，以此来发挥系统的调节功能。刮痧通过刺激局部毛细血管扩张，加强循环血流量，增强人体的抗病能力。

## 刮痧的作用和适应证

### ▶▶ 刮痧的作用

刮痧疗法是常见实用疗法之一，也是中医学的重要组成部分，具有简便易学、取材方便、操作简单、安全无副作用、疗效显著等特点，在民间广为流传。

**刮痧的五大作用**

| 镇痛作用 | 活血化瘀 | 调整阴阳 | 发汗解表 | 美容排毒 |
|---|---|---|---|---|
| 刮痧对各种疼痛都有良好的治疗效果，具有见效快、作用持久、不用担心产生药物依赖，无副作用的特点。 | 刮拭局部可以调节局部肌肉的收缩和舒张，促进刮拭组织周围的血液循环，起到活血化瘀、去瘀生新的作用。 | 通过腧穴配伍和一定的手法来实现对人体平衡阴阳的治疗作用，使机体恢复其正常的生理功能。 | 刮拭皮肤表面，使皮肤出现充血，邪气就可以从开泄的腠理中泄出。 | 在面部进行刮痧，可以使体内所瘀积的血液、秽浊之气得到宣泄，能起到美容效果。 |

## 刮痧的适应证与禁忌证

刮痧疗法的治疗范围非常广泛，但是，刮痧疗法也不是万能的，有些病症是不宜进行刮痧的。临床实践已经证明，针灸、按摩疗法适用的病症大都可以用刮痧疗法进行治疗。

内科病症　感冒发热、咳嗽、呕吐、肺部感染、哮喘、心脑血管疾病等病症。

外科病症　急性扭伤、腰椎间盘突出症、足跟痛、脉管炎、毛囊炎等病症。

儿科病症　营养不良、食欲不振、生长发育迟缓、腹泻、遗尿等病症。

五官科病症　牙痛、鼻炎、鼻窦炎、咽喉肿痛、视力减退、耳聋、耳鸣等病症。

妇科病症　痛经、闭经、月经不调、乳腺增生等病症。

保健　预防疾病、病后恢复、强身健体、减肥、美容等。

刮痧的适应证

刮痧的适应证与禁忌证

刮痧的禁忌证

禁刮病症　白血病、血小板减少、严重贫血、皮肤高度过敏、破伤风等病症。

禁刮人群　久病年老的人、极度虚弱的人、极度消瘦的人等。

禁刮部位　皮肤上破损溃疡、疮头、未愈合的伤口、韧带及肌腱急性损伤部位等。

禁刮情况　醉酒、过饥、过饱、过渴、过度疲劳等。

第三节

# 拔罐

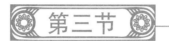

　　拔罐疗法，又称"火罐气"、"吸筒疗法"等，是一种以杯罐做工具，借助热力排去其中的空气以产生负压，使其吸着于穴位皮肤或者患处，通过吸拔和温热刺激等，造成人体局部发生瘀血现象的一种治疗方法。

　　中医认为，拔罐之所以可以祛病强身，总的来说是因为拔罐可以调节人体功能使之正常运行。具体来说，中医所认为的拔罐疗法作用机制的原理主要有以下几种：

## 平衡阴阳

　　中医认为，在正常情况下，人体内各种组织处于一种有机协调的状态下，这种状态被称之为阴阳平衡。当这种平衡被打破，那么人就会生病，即通常所说的"阴盛则阳病，阳盛则阴病"。拔罐疗法之所以能够产生疗效，正是因为它通过吸拔经络穴位来调整某些脏器的功能，使人体内的阴阳得以重新达到平衡的状态。

## 疏通经络气血

　　中医认为，人体内存在一个经络系统，它们将人体内外的脏腑等各个组织器官联系成一个有机整体，当经络系统中的某一部分受到邪气侵袭，那么整个系统就会受到影响，疾病因此产生。拔罐疗法正是在经络气血凝滞或空虚时，通过对经络穴位的吸拔作用来引导经络中的气血输布，使衰弱的脏腑器官恢复功能，治愈疾病。

## 祛湿散寒

拔罐不仅有平衡人体阴阳、疏通经络气血的作用，而且还可以祛风散寒、除湿止痛。其作用原理是利用拔罐的吸力，将充斥在身体表面、经络穴位甚至是身体组织器官内部的风寒、瘀血、痰湿、脓血、热毒等外邪吸拔出来。这样，有关的疾病自然就会痊愈。

## 拔毒排脓

如果人体内部毒气郁结、恶血瘀滞。那么在其未化脓时施以拔罐疗法，就可将毒血吸出，使气血疏通、消散瘀阻。在其化脓时施以拔罐疗法，则可拔毒排脓，使病症迅速减轻。

## 拔火罐的原理和手法

"拔火罐"是我国民间流传很久的一种独特的治病方法，俗称"拔罐子"。拔罐疗法简便易行、效果明显，所以在民间历代沿袭，成为老百姓经常使用的日常救治手法。至今不衰，连一些外国人也颇感兴趣。

### 拔火罐的原理

利用燃烧时产生的热力，排除罐内部分空气，造成负压（罐内气压低于外面大气压），使罐吸附于皮肤。

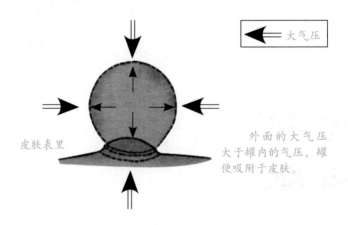

大气压

皮肤表里

外面的大气压大于罐内的气压，罐便吸附于皮肤。

## 拔罐的手法

拔罐最常用的是火罐法，就是指借助火焰燃烧时产生的热力，排去罐内空气产生负压的方法，这也是最常用的一种方法。

把可燃物点燃后投进罐内，迅速扣在所选的区域。

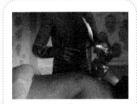

投火法

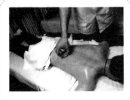

取罐法

一手扶罐身，一手压紧罐口的皮肤，使空气进入罐内，即可脱落。

把2厘米见方的棉条贴在罐底部，迅速点燃后扣于治疗部位。

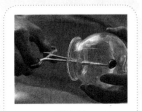

贴棉法

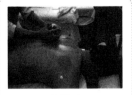

走罐法

待罐拔住后，把罐体在患部上下左右推动，约6~8次，局部皮肤出现红润即可。

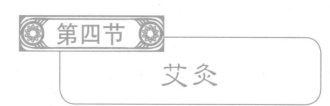

第四节

艾灸

> 艾是一种多年生的草本植物，艾叶又有冰台、遏草、香艾、蕲艾、艾蒿等别称。《本草纲目》记载："艾以叶入药，性温、味苦、无毒、纯阳之性、通十二经、具回阳、理气血、逐湿寒、止血安胎等功效，亦常用于针灸。"

艾灸疗法主要是通过作用于穴位来治疗各种疾病的，因此在治疗时，取穴配穴得当与否直接关系到治疗效果的好坏。人体有361个经穴和众多的经外奇穴，每个穴位的功能各不相同。只有根据临床经验和经穴理论掌握一定的取穴原则才能合理地为患者取穴灸治。取穴原则主要包括局部取穴、远部取穴和随症取穴。穴位是人体脏腑经络气血输注于体表的部位。穴位也是灸点，是灸治疾病的刺激点。灸点的正确与否，直接影响灸治的疗效。掌握正确的方法是准确取穴的基础。常用的艾灸的取穴方法有骨度分寸法、手指比量法、体表标志法和简易取穴法四种。

但是人体某些穴位是不能施行艾灸疗法的，我国医学古籍首次明确提出禁针禁灸穴的专著为《针灸甲乙经》，该书记载的禁灸穴位有24穴：头维、承光、风府、脑户、暗门、下关、耳门、人迎、丝竹空、承泣、春巾、百环腧、乳中、石门、气冲、渊腋、经渠、鸠尾、阴市、阳关、天府、伏兔、地五会等。

艾灸法是将艾绒置于体表穴位或患处烧灼施灸的方法，是中医最常用的一种治病方法，包括艾炷灸、艾条灸、艾饼灸、艾熏灸等4类。

用艾灸治疗疾病的时候，除了要用到艾炷、艾条和一些草药外，有些艾灸方法还需要使用一些艾灸器具。常用的艾灸器具主要有三种：温灸筒、温灸盒、温灸管。

## 艾灸的方法

　　艾灸是用艾绒做成大小不同的艾炷，或用纸卷成艾条，在穴位上或疼痛处烧灼熏熨的一种治疗方法。一般用于治疗慢性和虚寒的病症，下面介绍几种常用的艾灸方法：

　　**艾粒灸**　这种艾灸方法用的艾炷最小，如麦粒大，因此也叫做麦粒灸。多用于治疗贫血、消化不良等虚弱性病症，每次选用2～3穴，隔日施治。

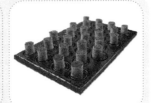

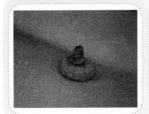

　　**化脓灸**　用细艾绒做成如半截枣核大的艾炷，要求做得紧密耐燃。用时可先以大蒜液涂一下穴位，然后点燃艾炷，灸完一炷后擦净局部，再涂蒜液加艾炷再灸。

　　**隔姜灸**　用大片生姜作为间隔，上面放艾炷烧灼，等患者觉得灼烫，可以将姜片略提起，稍停后放下再灸。一般可灸3～5炷。多用于治疗腹痛、受寒、腹泻等疾病。

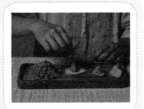

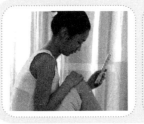

　　**艾条灸**　用艾绒卷成1.5～2厘米直径的圆柱形艾条，一端点燃后熏灸患处，不着皮肤，以患者感到温热为准。可灸至皮肤红润发热，一般可灸10～15分钟。

温针灸　温针是在针刺之后，于针尾裹上艾绒点燃加温，可烧1～5次，多用于风湿痹痛等病症。如用银制毫针加温，传热作用更好。

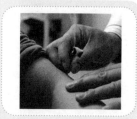

## 艾叶的采集与艾灸的制作

### 艾绒的制法

每年3～5月，采集鲜嫩肥厚的艾叶，放在日光下曝晒，干燥后放在石臼中捣碎，筛去泥沙杂梗，即成为艾绒了。如需要细绒，就要继续精细加工，粗绒经数十次晾晒、研磨、筛拣后，变成土黄色，就成为细绒了。

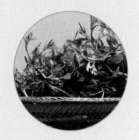
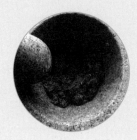
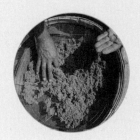

### 艾炷与艾条的制作方法

艾炷的制作方法
将制好的艾绒用拇指、食指、中指边捏边旋转，把艾绒捏紧成圆锥形艾炷。

艾条的制作方法
取纯艾绒24克，平铺在特制的桑皮纸上，将其卷成直径约1.5厘米的圆柱形。

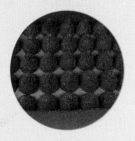
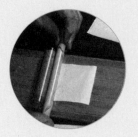
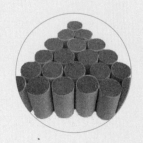

## 第五节

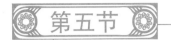

针刺

针灸是针法和灸法的合称。针法是把毫针按一定穴位刺入患者体内，用捻、提等手法来治疗疾病。灸法是把燃烧着的艾绒按一定穴位熏灼皮肤，利用温热的刺激来治疗疾病。

针灸是中国古代常用的治疗各种疾病的方法之一，在现代社会中，随着人们对中医知识的了解，针灸也越来越受到更多人的欢迎。常用针具有如下几种：

**毫针**　是用金属制作成的，以不锈钢为制针材料。规格有28号、30号、32号，长短以1寸半、3寸两种为主。

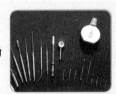

**三棱针**　针尖呈三角棱形，临床常用于皮肤浅部散刺和点刺出血，或者点刺静脉放血。

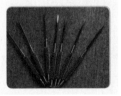

**皮肤针**　如梅花针、七星针、丛针等，使用时以腕力弹扣刺激部位。治疗时手持细柄，用针尖在一定部位的皮肤上扣打。

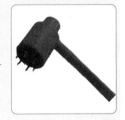

| 皮内针 | 如颗粒状、撤钉状，针长1～2分，用时揿入皮内，外贴橡皮膏固定，留针时间可以较长。 | 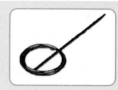 |
| --- | --- | --- |

针具平时应妥善收藏，可放在垫有几层纱布的小盒里面，或者放在两头塞有棉花的竹管里。使用后，用消毒棉球擦干净放好。如果发现针体弯曲或针尖变钝等现象，应该采用竹片拉刮使它平直，或在细磨石上磨光。如有缺损易断的，应及时丢弃。

进针前，患者采取适当的体位，使穴位暴露，便于操作，并注意医者手指、针具与针刺部位皮肤的消毒。进针透皮时要快、准，以减轻患者的疼痛，一般可采用单手进针法：用右手拇指、食指挟持针体，下端留出针尖1～2分，迅速刺入皮下，然后将针体刺到一定深度，再进行提插捻转。眼球周围和胸胁部的穴位，应当缓慢刺入，避免损伤脏器和出血。

针刺以直刺为主，如局部肌肉较薄，或深处有重要脏器的穴位，则采用斜刺或平刺。针体进入皮肤一定深浅部位后，用食指和大拇指前后捻转或上下提插，使患者有酸、胀、重、麻等感觉，亦称"得气"。

针刺必须有感应，才能取得疗效。如果需要止痛、解痉及缓解某些急性发作症状时，就需刺激强一些，待病情缓解后再留针片刻；慢性病、体弱、小儿等刺激相应弱一些，不宜留针。

## 针灸的概念

针灸是针法和灸法的合称

- 针法是把毫针按一定穴位刺入患者体内，用捻、提等手法来治疗疾病。

- 灸法是把燃烧着的艾绒按一定穴位熏灼皮肤，利用热的刺激来治疗疾病。

## 针灸时的注意事项

检查针具：针刺前应注意检查针具，发现针体有损坏则不能再用，以防断针。如有带钩变钝者，须加修理后再用。

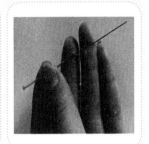

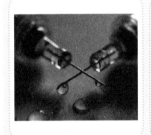

注意消毒：用75％酒精棉球消毒穴位皮肤，揩擦针体及医者的手指。

选择体位：针刺一般取坐靠、俯伏、仰卧、侧卧等体位，患者不要随便乱动，以防止弯针或断针。

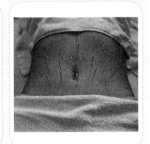

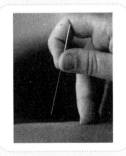

掌握针感：针刺的感觉与一定的解剖结构有关。穴位在针刺时会出现酸、胀的感觉不宜反复行针，以免损伤神经组织。

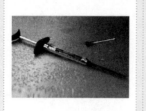

在针刺穴位时，有时出现沉重的感觉，如果只出现痛感，可能是针刺不当，应将针取出，改换针尖方向再刺入。

防止晕针：对初次接受针刺的患者应宣传针刺的一般知识，以消除患者的紧张情绪，并让患者采取卧位，防止晕针。

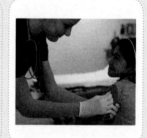

## 针灸的禁忌

1. 妇女怀孕3个月以内者，下腹部禁针；怀孕3个月以上者，腹部及腰骶部不宜针刺。三阴交、合谷、昆仑、至阴等穴有通经活血作用，孕妇禁针；即使在平时，妇女也应慎用。

2. 小儿囟门未合，其所在部位的腧穴，不宜针刺。

3. 有皮肤感染溃疡、瘢痕或肿瘤的部位，不宜针刺。

4. 常有自发性出血或出血不止的患者，不宜针刺。

5. 患者在过于饥饿、疲劳及精神紧张时，不宜立即进行针刺治疗。对身体瘦弱、气血亏虚的患者，应取卧位，针刺手法不宜过重。

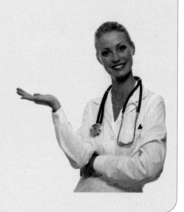

## 第六节

### 耳压

耳压疗法是以毫针、皮内针、艾灸、激光照射等器具，通过对耳廓穴位的刺激以防治疾病的一种方法。耳压疗法操作简便、易学、疗效显著，可以节省药材，具有重大的医疗意义。

人体各个脏器及身体各部位在耳廓上都有一定的"代表区"，这些区域按照一定的顺序有规律的分布在耳廓上，当人体某一部分发生病变时，往往会在相应的耳廓区域出现压痛、电阻降低，或伴有形态与色泽的改变；在这些耳廓反应区加以一定的刺激，可以治疗相应的部位或内脏的疾病。所以，可以根据耳廓上的反应区，对躯体或内脏疾病进行辅助诊断。

耳压疗法的适应范围非常广泛，不仅能治疗各种功能性疾病，还能治疗很多器质性疾病。据不完全统计，耳针能起主治或辅治的病种，至少六七十种，遍及内、外、妇、儿各科。尤以镇痛的效果最为突出，如神经痛、外伤引起的软组织疼痛、胃痉挛、肠绞痛、痛经等，疼痛越剧烈，治疗效果越明显。

耳廓仿佛是全身的缩影，人体各个部分都可以在耳廓上找到相应的"代表区"。这些"代表区"的分布是比较有规律的，类似倒置于子宫内的胎儿。要明确耳廓区域的具体分布，必须先对耳廓的表面解剖有比较清楚的了解。

耳廓的前面由颞浅动脉分出的上、中、下三支供血，而耳廓背面则由耳后动脉支出的上、中、下三支供血，有时枕动脉也供应耳廓背面下1／3部分。颞浅、耳后、枕动脉之间有较大吻合支连接，前后互相穿通，在耳朵上构成了一张血液供应网。

　　耳穴是指耳廓上一些特定的刺激点。耳穴在耳廓上的分布是有一定的分布规律可循的。一般来说，耳垂相当于头面部，耳舟相当于上肢，对耳轮部下相当于躯干，对耳轮下脚相当于髋臀部，对耳轮上脚相当于下肢，三角窝代表着盆腔，耳轮脚代表横膈将耳甲一分为二：耳甲腔代表胸腔，耳甲艇代表腹腔，围绕着耳轮脚一圈是消化道，耳屏为鼻咽部，对耳屏和耳垂是头面部。由此看来，耳朵犹如一个倒置的胎儿，这为耳压疗法的临床应用提出了完整的理论依据。

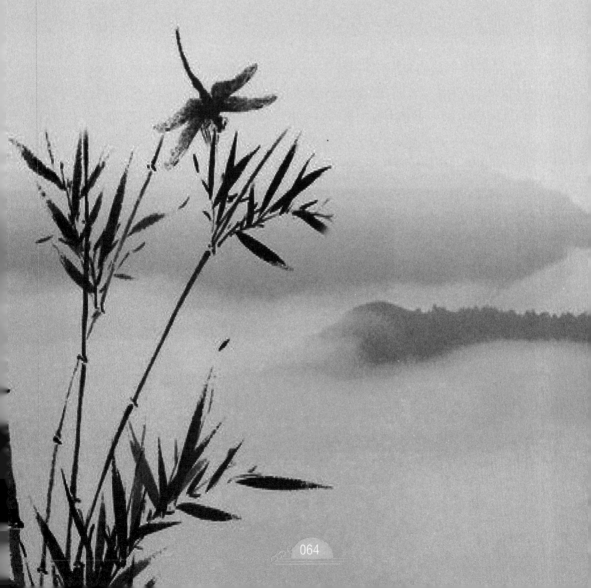

## 怎样进行耳压疗法

### 耳部的穴位

耳穴是指耳廓上一些特定的刺激点。耳穴在耳廓上的分布是有其一定的分布规律可循的，如下图所示：

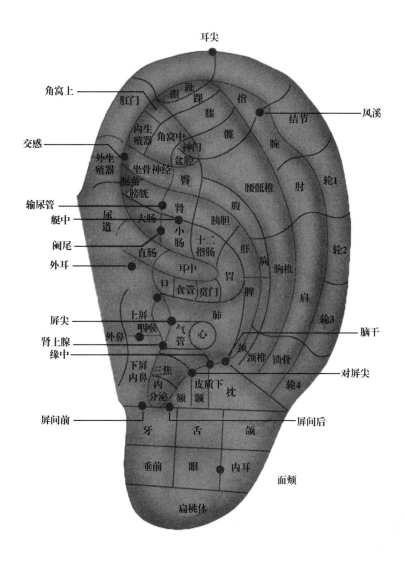

**耳穴的取法**

根据中医脏腑理论与经络循行的路线取穴。如肝明目，眼病取肝等。

根据现代医学理论取穴。如妇科病、生殖系统疾病取内分泌等。

根据疾病部位取穴。如胃病取腹，膝关节炎取膝等。

根据经验取穴。如镇静、止痛取神门等。

## 耳针疗法的操作方法

### 1 如何寻找耳廓反应点

最简单的办法，是利用毫针柄的钝端或圆头玻璃棒、火柴头等在耳廓上细心的压查，当压及反应点时，患者有呼痛、蹙额、歪嘴，躲避等反应。

### 2 耳针点的针刺操作

确定主要耳针点后，先作局部消毒，然后以毫针垂直刺入，亦可贯穿软骨。捻转的幅度、快慢、时间根据病情、体质及当时的机能状态而定，一般以能出现较强的感应为好。

## 第七节

### 足疗

足疗是在人的足部进行没有损伤的各种良性刺激，达到防病、治病的目的，足疗是我国传统中医疗法之一，也是按摩疗法的重要组成部分。

在人体皮肤和身体内部都布有感觉灵敏的感受器，这些感受器都受到机体内神经系统的控制和调节。反射是人体对外界刺激的一种生理反应，它是靠神经冲动形成、传导，并引起器官、腺体或肌肉收缩等的一系列反射动作。反射区是与身体各器官及其功能相对应的部位，其聚集感觉灵敏的感受器，通过对反射区的适宜刺激，可以引起相应器官、组织的功能活动，发生良性变化。通过对反射区的认识，对疾病的诊治有重要的意义。

足部按摩手法的要求是：持久、有力、均匀、柔和。持久是要求按摩必须持续一段时间，按摩的时间过短会影响疗效；有力是指按摩的时候要使用一些力量，不要软弱无力；均匀是指操作时动作要有节律，力度适中，使受力者感觉良好；柔和是操作手法要软而不浮、重而不滞、恰到好处。

如果掌握好足部反射区在诊疗、保健上的按摩手法，就可以得到神奇的疗效。在施行按摩手法治疗的过程中除了要注意选用何种手法、找准反射位置、协调施治的力度和节奏等之外，还必须要遵守一定的规则：姿势要端正、前轻后重、力度要恰当、感觉要适度等。

除了足部按摩，足疗还包括足浴，就是指选择合适的药物，用水煎去渣后再兑入温水，然后浸泡双脚的方法，这样会使药液在水温的作用下，通过皮肤的吸收和渗透进入人体，进而输散到人体的全身达到防病、治病的效果。

## 足疗的诊法和注意事项

传统中医疗法利用望、闻、问、切四诊，讲求辨证施治。

| | |
|---|---|
| **望诊** 足部的望诊，古人俗称"观指法"，主要观察足部的外形，以及脚底的关节活动，来判断人体的健康情况。 | **闻诊** 足疗的闻诊主要是指通过人行走的节奏及脚步声来诊断人体的健康情况。 |
| **问诊** 问诊是中医必备的基本功，通过短时间的问诊，有经验的医生可以了解患者的病史、起病原因、发病和治疗过程等，是指导临床治疗的重要依据。 | **切诊** 切诊是诊断的最后一步，在足疗中是对患者全身及脚底进行彻底的检查，通过对患处施以轻重合适的力量对问诊的结果进行验证。 |

**足 疗 四 诊**

### 足底按摩的注意事项

足疗对于全身各系统的疾病都有良好的治疗效果，但是在进行足疗的时候也有需要注意的事项。

**足底按摩的注意事项**

在进行足疗前患者要放松下来，如果患者过于紧张或疲劳，不仅会影响治疗效果，还会对患者的身体造成损害。

饭后一个小时内不宜按摩，人体在进餐之后需要时间让胃肠内的食物充分消化，如果进行足疗，会扰乱人体血液流向，引起肠胃不适。

在按摩前要注意按摩师和患者的保护，按摩师要注意指甲的长度，不要使患者受伤，还要注意患者足部的隔离，防止异味和皮肤疾病的传播。

要了解患者的病情和体质，做到对症按摩、心中有数，对不同患者的按摩要有所侧重。

怀孕的妇女和重症患者，如心脏病、精神病患者不宜进行足底按摩。

第八节

# 食疗

食疗的理论基础源于丰厚的饮食文化和中医文化，中国的饮食文化源远流长，讲究的是色、香、味、形、质、声、器、意合而为一的高深境界。

古人很早就提出了"五谷为养，五果为助，五畜为益，五菜为充，气味合而服之，以补益精气"的合理膳食搭配的原则。经过漫长的实践与总结，人们发现一些食物不仅可以用来食用充饥，亦可强健体魄、治病延年，于是在追逐饮食所带来的美好体验同时，人们更注重于饮食营养的合理搭配与均衡，利用食物原料所具有的某种功效通过特定的烹制、取用达到食疗的目的。而这些人们摄取的各类食材的性、味、功能与中医所遵循的阴阳五行、四气五味、脏腑学说、君臣佐使、辨证论治共同构成了食疗理论的整体框架。

食疗所使用的原料多来自于人们日常所熟知的各类食物以及某些特定的中药，古代概括的说法是"谷、肉、果、菜"，在今天看来就是谷物、畜禽、鱼、奶、蛋、水果、干果、蔬菜等各类食材。人们在保证原有膳食的特色与美味的同时，添加一些中药以获得一般食物所不具有的特定功效，而无论是选用的食材还是添加的中药，都具有一定的性、味与功能。

所谓的"性"，即是食物和中药的寒、热性质，通常分为寒、热、温、凉四种。温、热与寒、凉分属两类不同的性质，温弱于热，凉弱于寒。由于食物的性质通常没有中药那么清楚、强烈，其温热之中温性居多，寒凉之中凉性为广。因此，食物一般只分成温热性和寒凉性两大类，而介乎两大类之间者则归入平性（即不冷不热之类）。食物中的温热寒凉主要依据它们对人体所产生的影响来具体判定，其中能减轻或消除热证的食物属寒凉性（如发热时食用的西瓜、梨或荸荠等），能减轻或消除寒证的食物一般属于温热性（如阳虚的人食用羊肉、生姜等食物）。

所谓的"味"，即是中医药学所常为提及的"辛、甘、酸、苦、咸"五种味道，不同味道的特点与其在食疗中的功效有着极为密切的联系。

孙思邈曾评价，"食能排邪而安五脏，悦神爽志以资血气"。由古至今，食疗已不仅仅代表着一种简单的饮食观，它更是一种理论完备、形式多样、方法独特、使用方便、功能齐全的科学，在不断地实践应用与积累中逐渐成为劳动人民以经验、智慧浇灌而出的灿烂之花。

## 食疗的历史与发展

俗话说"民以食为天"，人类生存的第一个基本条件就是食物。人们是在寻找食物与各种饮食实践中发现了食疗的特点与规律，并经过数千年经验的积累与总结浓缩成今天丰富多彩的食疗文化。

| 食疗的起源时期 | 原始社会和夏朝、商朝，可称为食疗的起源时期。在这一时期，人们在寻觅食物的过程中逐渐有意识地进行食疗。原始人对饮食文化的第一个认识是食物可以充饥，第二个认识是有的食物含有毒素，第三个认识就是有的食物能够治病。《淮南子·修务训》描述当时的情况："神农……尝百草之滋味，水泉之甘苦，令民知所避就，当此之时，一日而遇七十毒。"这段时期是人类选择食物从不自觉过渡到自觉的时代。 |
|---|---|
| 食疗的萌芽时期 | 周朝是食疗的萌芽时期。在这个时期，人们分辨出某些动、植物的药用价值，明确地区分了食物和药物。这样一来，药物离开了食物大家族，成为单独的一支。"药食同源"即因此而得。这个时期，人们开始对食物进行精细的制作，并开始进行有关食物与疾病的研究工作。 |

**食疗的形成时期**

　　从秦汉到五代是食疗的形成时期。从战国时期作为医疗经验与医学理论的集大成者——《黄帝内经》的出现，其对于食疗营养补益方面的高度总结。到有着"医圣"之誉的东汉张仲景所著《伤寒杂病论》中，对于临床食疗忌宜与食物禁忌之论，再到有着"药王"之称的隋唐孙思邈所著《千金要方》与《千金翼方》中，对于临床医学理论、经验，与食疗养生、食疗禁忌等方面的全面总结与阐述，使食疗理论得以逐步丰满与初露雏形。

**食疗的发展时期**

　　从宋代到当代是食疗的发展时期。明朝李时珍的《本草纲目》中更是将前人的理论、经验与其个人的领悟、见解进行了前所未有的归纳与修正，将医学与食疗的理论观念与相关内容重新整合起来，汇集成一部医食兼备的传世大作。

　　食疗理论的推广与工艺的发展，让食疗文化逐步形成如今以食疗养生、食疗医治、食疗药膳为主体的保健医疗体系。中西方文化的交流更将食疗文化推升到一个更高的层次，其中营养学、病理学、临床医学等方面的逐步深入都促使食疗文化更为严谨、清晰、全面地展现在人们面前。

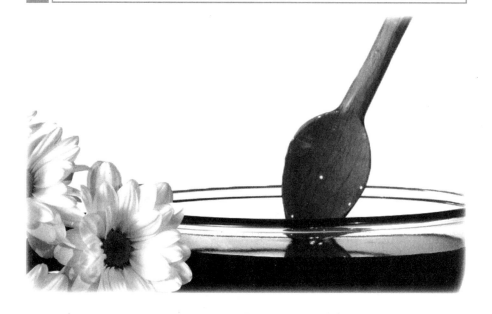

# 第三章 常见疾病的日常保健

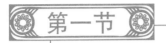

# 慢性鼻炎

慢性鼻炎是鼻腔黏膜及黏膜下组织的慢性炎症。临床上根据病变程度的不同，将其分为单纯性与肥厚性两型。慢性单纯性鼻炎表现为鼻黏膜的慢性充血肿胀。肥厚性鼻炎表现为鼻黏膜和鼻甲的增生肥厚。引起慢性鼻炎的因素有很多，如急性鼻炎反复发作或治疗不彻底而演变成慢性鼻炎、邻近器官感染性病灶的长期刺激（如腺样体肥大、慢性扁桃体炎、慢性化脓性鼻窦炎等）、鼻腔自身的畸形、鼻腔用药不当等。此外，全身慢性病症（如糖尿病、风湿病、肺结核、肾病等）、烟酒过度及环境污染等也可引发本病。

## 临床表现

在临床上，慢性鼻炎主要表现为鼻塞、流涕，可伴有说话呈闭塞性鼻音、嗅觉减退、头痛、头胀、头晕、耳鸣、听力减退等症状。慢性单纯性鼻炎的鼻塞多呈间歇性（在白天、劳动或在新鲜空气中鼻塞减轻，而在夜间、静坐或寒冷时加重）和交替性（当患者侧卧时，居下侧之鼻腔阻塞，上侧鼻腔则通气良好），有时也可表现为持续性。鼻涕一般呈黏稠半透明黏液状，继发感染后可伴有少许脓液。由于鼻涕时常流入鼻咽部，所以容易引起咳嗽、咳痰等症状。肥厚性鼻炎的鼻塞较重，多为持续性，常伴有闭塞性鼻音。鼻涕不多，但较黏稠，不易擤出。

疾病鉴别

慢性鼻炎应与鼻息肉、鼻咽癌、急性鼻炎、慢性鼻窦炎、血管运动性鼻炎等疾病相鉴别。

## 中医疗法

### 按摩疗法

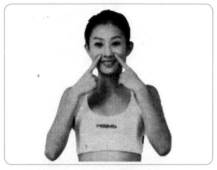

| 按摩部位 | 迎香 | 按摩手法 | 指压 |
| --- | --- | --- | --- |
| 按摩时间 | 2分钟 | 按摩力度 | 轻 |

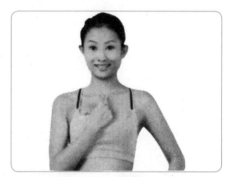

| 按摩部位 | 天突 | 按摩手法 | 指压 |
| --- | --- | --- | --- |
| 按摩时间 | 3分钟 | 按摩力度 | 适度 |

### 刮痧疗法

**对症取穴**

背部：风门
上肢部：曲池、手三里、合谷

| 时间 | 运板 | 次数 |
| --- | --- | --- |
| 30分钟 | 角刮法 | 60次 |

风门穴
在背部，当第二胸椎棘突下，旁开1.5寸。

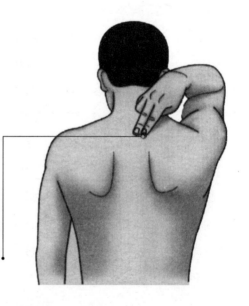

# 变应性鼻炎

变应性鼻炎又称过敏性鼻炎，是鼻黏膜的变态反应性疾病。之所以会引发变应性鼻炎，是由于患者存在过敏体质，当遇到某些致敏物时，就会诱发变应性鼻炎。可导致变应性鼻炎的致敏物很多，如食物、药物（如青霉素、阿司匹林等）、吸入物（如尘螨、花粉、真菌、羽毛、棉花絮、动物皮屑等）、化妆品、乙醇（酒精）等。此外，空气污染、气温突变、致病菌的感染、内分泌失调、家庭装修造成的甲醛、苯超标等也可成为触发因素。

## 临床表现

变应性鼻炎通常分为季节性和长年性两种。季节性变应性鼻炎多在春、秋季发病，患者可迅速出现症状，持续数小时、数天至数周不等，但发作间歇期完全正常。长年性变应性鼻炎可随时发作，时轻时重，或于每天起床时发作后逐渐减轻。患者的症状可因与致敏物接触的时间、数量及机体对致敏物敏感度的不同而各异。其典型症状表现为鼻痒、打喷嚏、流鼻涕和鼻塞。虽然鼻痒见于多数患者，但部分患者会出现软腭、面部和外耳道等处的发痒。而季节性变应性鼻炎的患者还常伴以眼痒和结膜充血。患者常连续不断地打喷嚏，数个至十几个不等，同时伴有大量清水样鼻涕，严重时终日流涕不止。鼻塞可表现为间断性或持续性，单侧性或双侧性，部分患者可出现不同程度的嗅觉减退。如患者延误治疗或治疗不当，则会出现一系列的并发症，如哮喘、结膜炎、鼻窦炎、鼻息肉、中耳炎、咽喉炎等。

疾病鉴别

变应性鼻炎应与慢性鼻炎、急性鼻炎、鼻中隔偏曲、血管运动性鼻炎等疾病相鉴别。

## 中医疗法

### 一、风寒外袭

**症状**

鼻痒、喷嚏频频，鼻涕连续不断，质清稀，嗅觉减退，伴有头晕乏力，怕寒，口淡，多在天气变化或感冒时候症状加重。

**治法**

选穴　风池、肺俞、迎香、曲池、外关。

定位　风池：在项部，当枕骨之下，与风府相平，胸锁乳突肌与斜方肌上端之间的凹陷处。

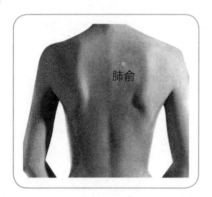

肺俞
在背部，当第3胸椎棘突下，旁开1.5寸。

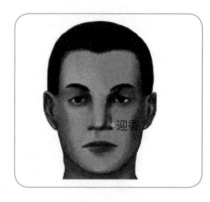

迎香
在鼻翼外缘中点旁，当鼻唇沟中。

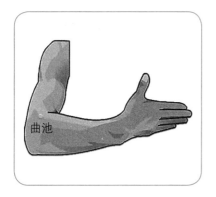

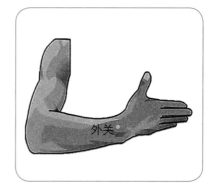

曲池
在肘横纹的外侧端，屈肘时当尺
泽与肱骨外上髁连线中点。

外关
在前臂背侧，当阳池与肘尖的连
线上，腕背横纹上2寸，尺骨与
桡骨之间。

## 疗法

灸罐法。先用艾条温灸各穴15分钟，以皮肤有温热感及人体感觉舒
适为宜，之后吸拔火罐（迎香除外），留罐10分钟，每日1次，5次为1
疗程。

## 二、脾肾亏虚

## 症状

症状反复发作，时好时坏，缠绵不愈，见鼻痒、鼻流涕，伴有食欲不
振，腰膝酸软，潮热盗汗。

## 治法

选穴 迎香、脾俞、肾俞、中脘、关元。

定位 迎香：见前。

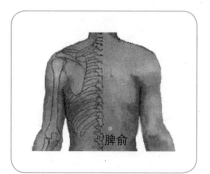

脾俞

脾俞：在背部，当第11胸椎棘突下，旁开1.5寸。

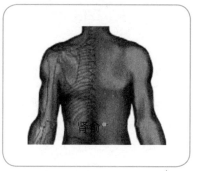

肾俞

肾俞：在腰部，当第2腰椎棘突下，旁开1.5寸。

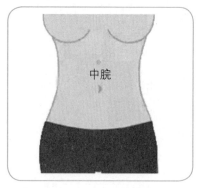

中脘

中脘：在上腹部，前正中线上，当脐中上4寸仰卧位，在上腹部，前正中线上，脐中与胸剑联合部（心窝上边）的中点为取穴部位。

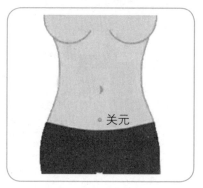

关元

关元：在下腹部，前正中线上，当脐中下3寸。

## 疗法

灸罐法。先用艾条温灸各穴15分钟，以皮肤有温热感及人体感觉舒适为宜，之后吸拔火罐（迎香除外），留罐10分钟，每日1次，5次为1疗程。

● 温馨提示

1.远离过敏原，切断病发诱因。

2.调适情志，加强营养，适当锻炼，多做户外活动，以提高机体抗过敏能力。

# 慢性咽炎和慢性喉炎

### 慢性咽炎

慢性咽炎是咽部黏膜、黏膜下组织及淋巴组织的慢性炎症。其病程较长，症状较顽固，不易治愈。引起慢性咽炎的因素很多，主要有急性咽炎反复发作、长期接触粉尘或有害的化学气体、邻近器官的急慢性炎症对咽部的长期刺激（如牙龈炎、鼻窦炎、慢性鼻炎等）、不良生活方式的影响等。此外，某些全身性疾病，如痛风、肾炎、糖尿病、心脏病等也可继发本病。

### 临床表现

在临床上，慢性咽炎可出现咽干、痒感、异物感、灼热感、咽部微痛、吞咽疼痛等症状。若说话过多，气候变化或过度劳累则症状更为明显。由于咽后壁常有较黏稠的分泌物附着而且不容易清除，部分患者可出现刺激性咳嗽、咳痰，在起床及刷牙时特别明显，还可伴有恶心、干呕、反胃等症状。而且，由于这个原因，患者常做清嗓动作或吞咽动作，想将异物清除，但咽又咽不下，咳又咳不出，这些感觉在空咽唾液时非常明显，而在进食、饮水时可减轻或消失。

### 疾病鉴别

慢性咽炎应与反流性食管炎、咽部异感症、茎突过长症、舌骨综合征、鼻咽肿瘤、口咽肿瘤、咽喉肿瘤相鉴别。

## 中医疗法

### 按摩疗法

孔是孔隙的意思，最是多的意思，孔最穴是手太阴肺经上的穴位，按摩这个穴位对治疗咽喉炎有一定的辅助效果。

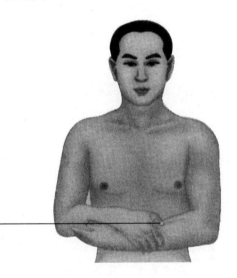

自我按摩法：用拇指指甲垂直下压揉按，先按左臂穴位，再按右臂，每次各揉按1~3分钟。

**孔最**

手臂向前，仰掌向上，以另一手握住手臂中段处。用拇指指甲垂直下压即是该穴。

### 刮痧疗法

| 对症取穴 |
|---|
| 劲胸部：<br>上肢部：太渊、合谷<br>下肢部：三阴交、太溪 |

| 时间 | 运板 | 次数 |
|---|---|---|
| 30分钟 | 平刮法 | 60次 |

**扶突**

颈外侧部，喉结旁约3寸，当胸锁乳突肌前、后缘之间处即是。

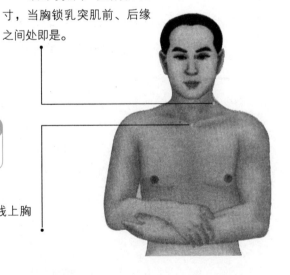

**天突**

颈部，当前正中线上胸骨上窝上中央。

慢性喉炎

慢性喉炎是喉部黏膜的慢性炎症。引起慢性喉炎的原因很多，主要有长期发声不当或过度用嗓、急性喉炎反复发作、长期接触粉尘或有害的化学气体、邻近器官的急慢性炎症对喉部的长期刺激等。

### 临床表现

临床症状主要表现为声音嘶哑，初为间歇性，后呈持续性，晨起症状较重，以后随活动增加，咳出喉部分泌物后逐渐好转，而次晨又变差。多讲话或疲劳后也会使症状加重，而禁声后声音嘶哑可减轻，由于喉部分泌物增加，常觉有痰液黏附，每当说话，需咳嗽以清除痰液。随着病情的发展，声带会出现肥厚或声带小结，甚至发展为息肉。

### 疾病鉴别

慢性喉炎应与喉癌、肺结核、食管癌、甲状腺癌、纵隔肿瘤、癔症性失声、甲状腺手术并发症、主动脉弓瘤、颈部转移性癌相鉴别。

### 日常保健

◎饮食中的注意事项。比如，食物过热易引起咽喉部黏膜的充血；食物未经细嚼就吞咽，粗糙的食团容易对咽部造成机械性的损伤；过食辛辣、过咸以及油腻的食物，会加重咽喉的不适感；过食烟、酒、醋、甜食、羊肉、浓茶、韭菜、蒜苗、臭豆腐、香椿菜等食物，容易使嗓子发干，也会加重咽喉的不适症状。

# 慢性支气管炎

慢性支气管炎是指由于感染或非感染因素引起的气管、支气管黏膜及其周围组织的慢性非特异性炎症。该病的病因目前还未完全阐明，一般认为是多种因素长期相互作用的结果。比如，吸烟时间越长，烟量越大的人群，患病率越高。而患者在戒烟后，可使病情得到缓解。反复发作的呼吸系统的病毒感染和细菌感染是导致慢性支气管炎病变发展和病情加重的重要原因。另外，长期接触工业粉尘、大气污染和过敏因素也是引起慢性支气管炎的原因之一。而机体抵抗力弱，呼吸系统防御功能低下则是发病的内在因素。

## 临床表现

慢性支气管炎起病缓慢，病程较长，初期多在寒冷季节发病，待气候转暖时多可自然缓解。晚期炎症加重，症状长年存在，不分季节。根据临床表现，慢性支气管炎可分为单纯型和喘息型。单纯型仅表现为咳嗽、咳痰，喘息型者除有咳嗽、咳痰外，尚有喘息，伴有哮鸣音，喘鸣在阵咳时加剧，睡眠时明显。痰液一般呈白色黏液状或浆液泡沫性，有时黏稠不易咳出。在受寒或感染后症状加剧，痰量增多，黏度增加，痰液呈黄色脓性，甚至出现痰中带血。由于其病程较长，易反复发作，若患者不予以重视，任由病情发展，日久则可出现支气管炎性肺炎、阻塞性肺疾病、支气管扩张、肺源性心脏病等并发症。

## 疾病鉴别

慢性支气管炎应与肺结核、肺癌、支气管哮喘、支气管扩张、心力衰竭等疾病相鉴别。

# 中医疗法

## 按摩疗法

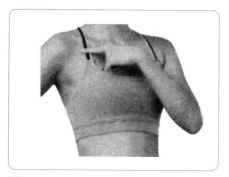

| 按摩部位 | 中府 | 按摩手法 | 指压 |
|---|---|---|---|
| 按摩时间 | 5分钟 | 按摩力度 | 适度 |

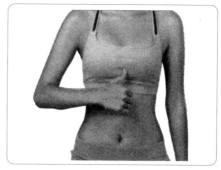

| 按摩部位 | 膻中 | 按摩手法 | 指压 |
|---|---|---|---|
| 按摩时间 | 3分钟 | 按摩力度 | 轻 |

## 拔罐疗法

　　可以采用单纯火罐法治疗慢性支气管炎，让患者取适宜体位，对穴位皮肤进行消毒后，再用闪火法吸拔穴位，留罐15分钟，以穴位皮肤红润为准。每日治疗1次。

### 对症取穴

肺俞、脾俞、肾俞

### 操作步骤

让患者取适宜体位

↓

对穴位皮肤进行消毒

↓

用闪火法吸拔穴位，留罐15分钟，以穴位皮肤红润为准。

**肺俞**
背部，第三胸椎棘突下，旁开1.5寸。

**肾俞**
背部，第二胸椎棘突下，旁开1.5寸。

**脾俞**
背部，第十一胸椎棘突下，旁开1.5寸。

# 支气管哮喘

支气管哮喘是由各种过敏因素或非过敏因素刺激了气管、支气管，导致支气管平滑肌痉挛，黏膜肿胀，分泌物增加，支气管管腔狭窄，使患者出现反复发作的喘息、呼吸困难、胸闷或咳嗽等症状。在临床上，引发哮喘的因素很多，如吸入物（如尘螨、花粉、蚊香、香烟、油漆、汽油、动物的皮屑、昆虫的排泄物等）、食物（如蛋类、酒类、奶类、海鲜类、巧克力、冰淇淋、食品添加剂等）、药物（如索米痛片、布洛芬、普萘洛尔、青霉素、阿司匹林等）、疾病因素（如呼吸道感染、变应性鼻炎、反流性食管炎、睡眠呼吸暂停综合征等）等。此外，精神紧张、剧烈运动、气候变化、月经、妊娠等因素也会诱发哮喘。

## 临床表现

典型的哮喘在发作前常有先兆症状，如打喷嚏、流鼻涕、鼻痒、喉痒、流泪、咳嗽、胸闷等。然而，从先兆期到哮喘发作开始的时间并不一致，可以几秒钟、几分钟，也可在数日后发作，但大部分患者在数分钟内即可发作。患者多表现为气急、咳嗽、多痰、哮鸣音等。哮喘严重时，患者可出现两手前撑，两肩耸起，心跳加快，冷汗淋漓，口唇青紫，烦躁不安等症状。当患者用药后，症状可缓解或消失。还有一种哮喘，表现并不典型，即患者在没有明显诱因的情况下，咳嗽2个月以上，在夜间、凌晨常常发作，在运动或吸入冷空气后会诱发加重，患者服用抗生素或镇咳、祛痰药物无效，而使用支气管解痉药物或皮质激素药后症状可明显改善。但是，要确诊为哮喘的话，还必须要排除其他与此类似的疾病。

**疾病鉴别**

　　支气管哮喘应与支气管肺癌、左侧心力衰竭、喘息型慢性支气管炎、肺嗜酸粒细胞增多性浸润等疾病相鉴别。

## 中医疗法

### 一、体针

　　取穴：主穴：鱼际、孔最、大椎、定喘；配穴：肺俞、风门、膻中、内关。

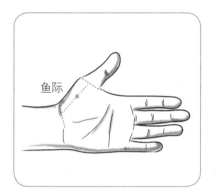

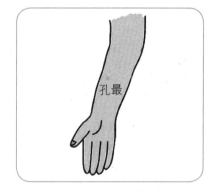

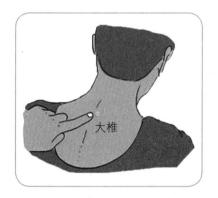

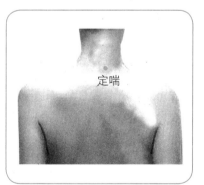

　　操作：以主穴为主，酌加配穴。先针鱼际、孔最，如效不显，继针或改用他穴。二穴刺法为以1~1.5寸毫针快速刺入穴内，进针约3~7分，针刺得气后，针尖略向上，强刺激施泻法，最好诱发针感至同侧胸部。亦可接通电针仪，连续波，频率120次/分，强度以患者耐受为宜。留针20~60分钟。大椎、定喘，平补平泻，留针15分钟，去针后可拔罐或加艾条温灸。余穴用泻法，留针15~20分钟。发作期每日1~2次，缓解期隔日1次，10~15次为1疗程。

## 二、艾灸

取穴：主穴分3组：天突、灵台、肺俞；风门、大椎；大杼、膻中。配穴：身柱、膏肓、气海。

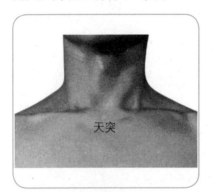

天突

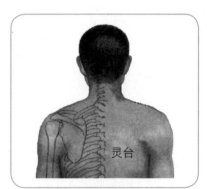

灵台

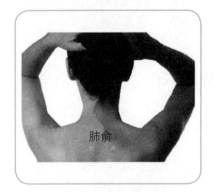

肺俞

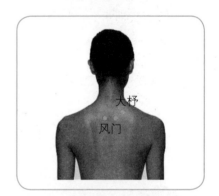

大杼
风门

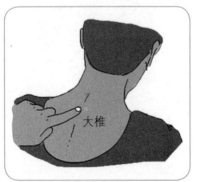

大椎

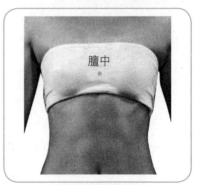

膻中

操作：一般仅取常用穴，体质虚弱者酌加备用穴。嘱患者正坐低头，暴露背部，标定穴位，将预先制好的含少量麝香的黄豆大艾炷置于穴上点燃。施灸过程中，当患者感觉皮肤灼痛时，术者可轻拍打穴周，以减轻疼痛。每炷约4~5分钟。待火熄后，再灸第2壮。腹背部穴各9壮，胸部穴各7壮，颈部穴各5壮。灸毕贴以灸疮膏，每日更换1次。每日灸一穴，4~5天为1疗程。每年在夏季或冬季灸1疗程。

● 日常保健

◎ 避开致敏物。我们知道，支气管哮喘的发作与致敏物有着密切的关系。所以，患者要尽可能地避开致敏物（如何避开致敏物，可参阅变应性鼻炎之日常保健）。

◎ 记录哮喘日记。家属应帮助或督促患者记录哮喘日记，其目的是为了提高患者的自我管理能力。同时，医师也能借此掌握患者的信息，从而能及时调整治疗方案。哮喘日记的内容至少要包括发病的时间、好发的季节、可疑的诱发因素、发病的状况、用药的情况等。

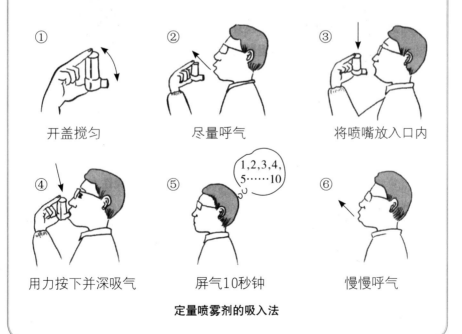

① 开盖搅匀

② 尽量呼气

③ 将喷嘴放入口内

④ 用力按下并深吸气

⑤ 屏气10秒钟

⑥ 慢慢呼气

定量喷雾剂的吸入法

## 专家说法：治哮喘中西医两手抓

哮喘急性发作的时候，天突穴是一个重要的穴位，此穴属于任脉，具体定位是颈部前正中线上，两锁骨中间，胸骨上窝中央。

取穴时可以这样，先摸到胸骨，再沿着胸骨一直向上，在胸骨的范围内，你如果用手指向下压，只能碰到硬邦邦的骨头，但到了胸骨最上端的尽头处再往下按压，就能按到皮肤、肌肉等软组织了，这个地方就是胸骨上窝，也正是天突穴的所在之地。

哮喘急性发作的时候，应立即按压天突穴，按压的时候不要一直持续地用力，而应该用力按压一会儿，就放松一下，然后再重新用力按压，如此周而复始。一般来说，在按压约3分钟后，哮喘就可以得到明显的缓解。

## 常用的哮喘治疗法有哪些

中医学认为预防哮喘的关键在于补虚调脏，取穴上总离不开肺、肾、脾三脏，而调节这三个脏器的最佳穴位，则是肺腧、肾腧与脾腧。

### ▶ 肺腧

此穴位于背部足太阳膀胱经上，在第三胸椎棘突旁开1.5寸处。

怎样定位第三胸椎？其实很简单，把脖子尽量地弯曲，然后伸手去摸颈部的后面，你将发现有一块骨头在脖子弯曲的时候会向上突出来，这就是第七颈椎。

从第七颈椎开始，沿着脊柱往下，第一块突出的骨头是第一胸椎棘突，第二块当然就是第二胸椎棘突，第三块当然就是第三胸椎的棘突了。

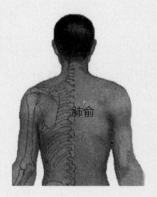

肺俞

## ▶ 膈俞

第十一胸椎棘突旁开1.5寸处。

要找到这穴位，你当然可以从第一胸椎一直数下来，不过要想偷偷懒的话，还有更方便的，可以先找第七胸椎。

找第七胸椎的时候，双手要保持自然下垂的状态，然后我们可以看到在背部的两侧，各有一块肩胛骨，两个肩胛骨的最下缘连成一条线，它和脊柱的交点就是第七胸椎的棘突了。

## ▶ 肾俞

在腰部，第二腰椎棘突下，旁开1.5寸处。

要找第二腰椎可不容易，不过可以先找第四腰椎。做个双手叉腰的动作，会感到腰部两侧各有一块硬硬的骨头，这两块骨头叫作髂骨，髂骨的最上缘，叫作髂骨上棘，两边各有一个。

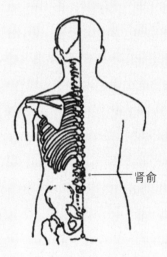

肾俞

两个髂前上棘的连线与脊柱的交点，就是第四腰椎的棘突，从第四腰椎这里开始，只要向上数两个棘突，就到第二腰椎了，多容易！

肺俞、脾俞、肾俞，这三个穴命名上都有个"俞"字，都属于"俞穴"。俞穴是什么？按古人的说法，就是脏腑之气输注于背腰部的穴位。也就是说，这几个俞穴里都含有相应脏器的精华之气，刺激这几个穴位，自然就能对相应的脏器进行调节。

**养身建议**

### "贴膏药"——天灸疗法越来越普及

天灸疗法是将一些温热性的药物，如白芥子、细辛等制成药膏，贴在特定穴位处的外用疗法，俗称"贴药"。近年来用这种天灸疗法防治支气管哮喘的做法在全国均有广泛的开展。

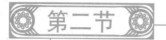

**第二节**
## 消化系统疾病的疗法

# 胃食管反流

　　胃食管反流是由于胃和（或）十二指肠的内容物反流入食管，导致食管黏膜出现炎症、溃疡、狭窄等病理性损害的一种疾病。它主要发生于餐后，当反流物进入食管时，就会立即引起食管下括约肌的收缩，将其送回胃内，由于反流物与食管黏膜的接触时间很短，所以食管黏膜不会受损。若其出现病变，反流物就会长时间地滞留于食管而形成胃食管反流。胃排空延缓、胃酸分泌过多、腹内压增高、食管本身蠕动功能下降等都会诱发胃食管反流。

### 临床表现

　　在临床上，胃食管反流的症状主要表现为胃灼热、反胃和咽下困难，胃灼热是其最典型的症状，多在食后1小时左右发生，患者多在胸骨后、剑突下或上腹部出现烧灼感或疼痛感，有时可向颈、肩、背、耳、手臂等处放射。当患者在平卧、弯腰、咳嗽、剧烈运动、饮食不当时可诱发或加重，而在站立、坐位时或服用抗酸药后可缓解。但对于胃酸缺乏者来说，其烧灼感主要由胆汁反流所致，这时服用抗酸药物的效果就不显著了。反胃多在胃灼热症状发生前出现，反流物呈酸味或苦味，偶含少量食物。

　　随着病情的发展，患者可出现咽下困难，初期为间歇性，由食管痉挛所致。后期由于食管出现瘢痕而形成狭窄，表现为持续性的咽下困难。这时，患者在进食固体食物时，在剑突处可有堵塞感或疼痛感，而烧灼感或烧灼痛则不明显。严重的胃食管反流可因食管黏膜糜烂而导致出血，多为慢性少量出血，但长期出血可致缺铁性贫血。此外，胃食管反流还会引起哮喘、慢性咳嗽、慢性咽炎、慢性声带炎、夜间呼吸暂停综合征等病症。

**疾病鉴别**

反流性食管炎应与心绞痛、食管癌、心肌梗死、消化道溃疡等疾病相鉴别。

## 中医疗法

药穴指针疗法所用药方剂配制：郁金24克，香附20克，丁香10克，黄连6克，吴茱萸10克，陈皮18克，半夏24克，旋覆花15克，厚朴24克，槟榔24克，生姜10克。

加工方法：上药用棕色瓶装，加入50%白酒1000ml，浸制48小时后取药液。

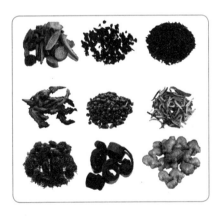
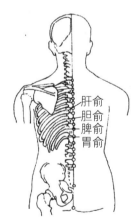

肝俞
胆俞
脾俞
胃俞

用法：每次用棉球蘸少许药液涂敷患者双侧足太阳膀胱经肝俞、胆俞、胃俞及脾俞穴位，以拇指指腹或屈指法点按上述穴位，施以平补平泻手法，力度以患者耐受、局部皮肤潮红为度，每次15分钟，每日2次，上、下各1次。连续治疗3周为1个疗程。

# 慢性胃炎和消化道溃疡

## 慢性胃炎

慢性胃炎是由多种原因引起的胃黏膜的慢性炎症性病变，其发病率在各种胃病中居首位，并有随年龄增长而发病率增高的倾向。但是，它的病因至今尚未完全阐明，一般认为与饮食不当、幽门螺杆菌感染、十二指肠液的反流、急性胃炎治疗不彻底、神经精神因素、长期服用对胃黏膜有刺激性的药物等因素有关。

### 临床表现

在临床上，慢性胃炎缺乏特异性的症状，并且症状的轻重与胃黏膜的病变程度并非一致。多数患者无明显临床症状，但部分患者可出现嗳气、胃灼热、反酸、饱胀、恶心、呕吐、食欲不振、上腹隐痛等症状。

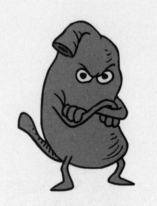

### 疾病鉴别

慢性胃炎需同胃癌、肝癌、胰腺癌、胆结石、慢性肝炎、慢性胆囊炎、消化性溃疡、肾功能不全、糖尿病、甲状腺功能减退症等疾病相鉴别。

## 中医疗法

### 拔罐疗法

**对症取穴**

胆俞、肝俞、脾俞、膈俞、胃俞、三焦俞、内关、足三里。

### 操作步骤

让患者取俯卧位

⬇

用闪光法将火罐吸拔在穴位上，留罐15分钟。

⬇

两日治疗1次，5次为1个疗程。

**膈俞**

背部，第七胸椎棘突下，旁开1.5寸。

**肝俞**

背部，第九胸椎棘突下，旁开1.5寸。

**胆俞**

背部，第十胸椎棘突下，旁开1.5寸。

**胃俞**

背部，第十二胸椎棘突下，旁开1.5寸。

**脾俞**

背部，第十一胸椎棘突下，旁开1.5寸。

### 拔罐疗法

**对症取穴**

背部：膈俞、肝俞、胆俞、脾俞、三焦俞、肾俞、气海俞、大肠俞
腹部：中脘、天枢
下肢部：阴陵泉

| 时间 | 运板 | 次数 |
|------|------|------|
| 25分钟 | 面刮法 | 60次 |

**中脘**

前正中线上，脐中上4寸。

**天枢**

平脐上，距脐中2寸处。

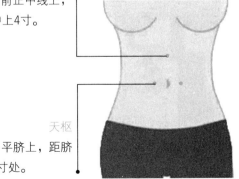

### 消化道溃疡

消化道溃疡可分为胃溃疡和十二指肠溃疡。其病因迄今尚未完全明了，目前认为它是一种多病因性疾病。与发病有关的因素有胃酸分泌过多、幽门螺杆菌感染、胃黏膜保护作用减弱、药物因素、精神因素、饮食因素、胆汁反流、不良的生活习惯等。

#### 临床表现

在临床上，其症状主要表现为反复发作的腹痛，同时可伴有腹胀、嗳气、反酸、胃灼热、恶心、呕吐、食欲不振等症状。

在此，需要说明的是腹痛。胃溃疡所致的腹痛常在餐后30～60分钟出现，疼痛多位于中上腹部、剑突下正中或剑突偏左，1～2小时可逐渐缓解，下次进餐后又可重复出现。十二指肠溃疡所致的腹痛常在餐后3～4小时出现，疼痛多位于中上腹或在脐上方偏右，并可持续至下次进餐，在进食或服药后可缓解。此外，部分十二指肠溃疡患者还可发生半夜痛，尤其是睡前进食者。如果患者对这种疾病不予重视，任其发展，消化性溃疡还可出现消化道出血、幽门梗阻、溃疡穿孔等并发症。

#### 疾病鉴别

消化道溃疡应与胃癌、肝癌、胰腺癌、胆结石、慢性肝炎、慢性胆囊炎、慢性胃炎、胃泌素瘤、慢性胰腺炎、功能性消化不良等疾病相鉴别。

## 中医疗法

通过按摩上腹部、足三里及内关穴来达到减轻疼病、治疗溃疡的目的。

上腹部是脾胃两经循行之处，经常按摩上腹部可以促进人体的气血流通，并能够调和脾胃气机，帮助溃疡康复。

在按摩时，患者也取平卧位，按摩师用右手掌心向下平放于患者上腹部，左手轻压于右手背上，按顺时针方向轻轻对腹部进行按揉，连续按摩30圈，然后更换左右手位置，再反方向按摩30圈。

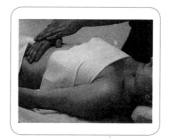

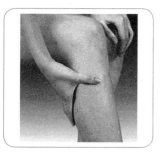

对足三里穴进行按摩时，将拇指轻轻放在此穴位上，轻轻按揉5分钟左右，可以起到调气止痛、增强胃消化功能的作用。

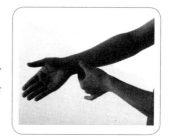

内关穴位于胶模纹上2寸，掌长肌腱与挠侧腕屈肌健之间，可以用拇指的指旗轻控此穴3~5分钟，可以治疗胃部胀痛，帮助溃疡面愈合。

### ●温馨提示

上面的几处按摩穴位和按摩方法都是我们平时比较常用的。

而对于只有一些明显溃疡症状的患者，除了上述穴位外，还有一些按摩穴位，比如中脘、胃腧、脾腧、合谷穴等，了解这些对于专门针对一些溃疡不良症状的治疗很有帮助。比如有的溃疡患者会有上腹部疼痛症状，并伴有烧心、泛酸等症状，喜欢进食凉的食物和饮料，但是进食后疼痛又会加剧，而且口中经常感到发干发苦，情绪烦躁易怒，大便干燥，小便亦黄，舌苔黄而腻，这些症状是郁热型溃疡的主要表现。

中脘、胃腧、脾腧、足三里。

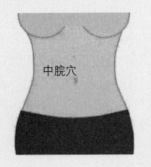
中脘穴

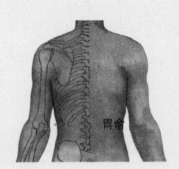
胃俞

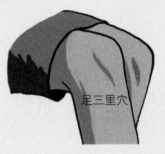
足三里穴

从中医学来说，这几个穴位中，中脘是胃的募穴，胃腧是胃的腧穴，足三里是胃的下合穴。

这些穴位的作用主要在于增强胃的防守能力，虽然它们不可能像小苏打一样把胃酸给中和掉，也没办法像硫糖铝那样在溃疡伤口上粘个创可贴，但是现代研究却发现，刺激这些穴位，能够扩张胃肠道黏膜下的血管，从而增强胃肠道的供血。

自己也可以经常按摩一下合谷穴，这个穴位与脚上的太冲穴合称为"四关穴"，按摩合谷穴具有疏肝解郁、舒缓精神紧张的功效，在其他章节，你还会看到"四关穴"的"身影"。

## 食疗养胃、自我放松

要预防消化性溃疡，只能是以不变应万变，加强防守能力，凡是有可能降低胃肠防守能力的，如精神紧张、烟、酒、咖啡、止痛药都应该尽量避免。

不过说得容易，实际上这些因素确实很难全部避免，毕竟人在江湖，身不由己嘛。那么，请注意经常自己按摩，或者刺激一下中脘穴，以增强你的胃部防守力。还有，请经常按摩一下合谷穴，以舒缓精神紧张。这样做起码可以抵消以上几种不利因素的影响。

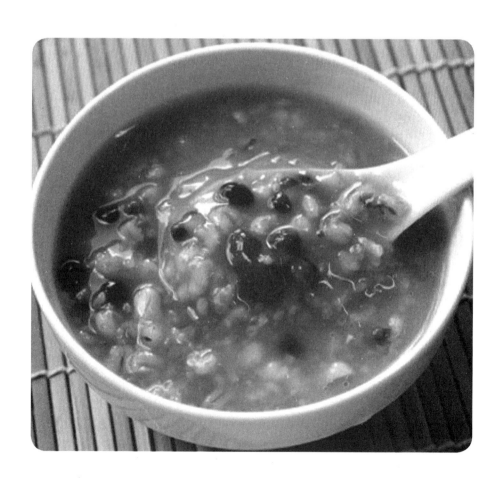

# 溃疡性结肠炎

溃疡性结肠炎，是以直肠和结肠的浅表性、非特异性炎症性病变为主的一种肠道疾病。它的病因至今尚不十分清楚，但一般认为与遗传、免疫、食物过敏、精神神经及非特异性感染等因素有关。其起病缓慢，病情轻重不一，常常反复发作。

## 临床表现

以腹痛（多局限在左下腹或左腰腹部）、腹泻、黏液脓血便或里急后重（里急后重是指患者有便意，但每次仅能排出少量粪便，有时只有想解大便的急迫感觉而无大便排出）为主，并有着腹痛——便意——排便——缓解的规律性。个别患者在早期腹泻与便秘可交替出现。重症患者可伴有发热、乏力、脱水、恶心、呕吐、心动过速、水电解质紊乱、维生素及蛋白质缺乏等表现。随着病情的发展，患者可出现结节性红斑、关节炎、眼色素葡萄炎、口腔黏膜溃疡、慢性活动性肝炎、溶血性贫血等免疫系统疾病。

## 疾病鉴别

溃疡性结肠炎应与大肠癌、血吸虫病、克罗恩病、结肠息肉、结肠憩室炎、感染性肠炎、放射性肠炎、缺血性结肠炎、胶原性结肠炎、肠易激综合征、慢性细菌性痢疾等疾病相鉴别。

## 中医疗法

按摩可以增加腹肌运动和肠蠕动功能，对治疗结肠炎作用很大。

操作：晚上躺在床上身体放松，右手掌心放在右下腹部，左手掌心放在右手背上，从下腹部按摩上提至右季肋部，推向左季肋部，再向下按摩到左下腹部即可。沿顺时针方向反复按摩30～50遍，按摩时无需压力过大，只需轻轻按摩即可。

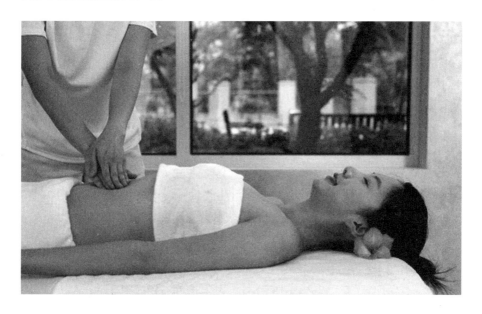

● 日常保健

◎注意腹部保暖。不吃生冷食物；不喝凉水；根据天气的变化增减衣被；睡前要把腹部盖好。

◎注意饮食卫生。不喝生水；隔夜及变质的食物不要吃；不要吃生的或半熟的水产品；饭前便后要洗手；生熟案板要分开；不要吃烂掉的水果，更不要把水果烂掉的部分削了再吃。

◎肛周皮肤的护理。由于腹泻次数增多，肛周皮肤容易沾染致病菌及不洁之物，若便后不能及时清洗干净，容易引发炎症，甚至糜烂。因此，患者便后要用温水充分洗净肛门，然后用卫生纸轻轻擦干。

# 痔(疮)

痔（疮）是由于肛门直肠底部及肛门黏膜的静脉丛出现曲张而形成的一个或多个柔软的静脉团。在临床上，以齿状线（齿状线是指直肠黏膜与肛管皮肤之间的一条如锯齿状的交界线）为界，我们将其分为内痔、外痔和混合痔。内痔位于齿状线的上方；外痔位于齿状线的下方；齿状线上、下静脉丛所形成的痔（疮）称为混合痔。

## 临床表现

内痔的早期症状为便血，多在排便时出现，血色鲜红，呈点滴状、喷射状，或手纸带血，或附着于粪便的表面，便后出血可自行停止。但若长期出血，可致贫血。内痔发展至中期表现为大便时即有痔核脱出于肛门外，但便后痔核可自行还纳于肛门内，内痔晚期，便后痔核脱出不能自行回复，需用手还纳于肛门内。严重者，咳嗽、劳动、行走、下蹲、用力、负重、疲劳时都可使痔核脱出肛门外。若痔核脱出没能及时还纳，就会使痔核变硬，继而导致溃疡或感染。

外痔一般无自觉症状，偶尔会出现肛门坠胀感、异物感、瘙痒感、便后不爽等异常感觉。但是，如果外痔出现血栓、水肿时，就会引起疼痛。混合痔则兼有内、外痔共同的特点。

## 疾病鉴别

痔（疮）应与肛裂、肛瘘、肛周脓肿、直肠息肉、直肠癌、肛门湿疹等疾病相鉴别。

## 中医疗法

### 按摩疗法

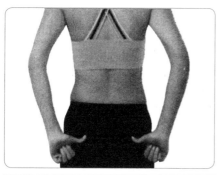

| 按摩部位 | 秩边 | 按摩手法 | 指压 |
|---|---|---|---|
| 按摩时间 | 2分钟 | 按摩力度 | 重 |

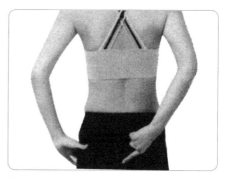

| 按摩部位 | 长强 | 按摩手法 | 指压 |
|---|---|---|---|
| 按摩时间 | 5分钟 | 按摩力度 | 适度 |

### 拔罐疗法

可以采用刺络罐法治疗痔疮，每3日治疗1次，3次为1疗程。

### 操作步骤

让患者取俯卧位，对身体两侧的大肠俞穴位皮肤进行消毒。

用细三棱针快速刺入身体一侧的大肠俞中(一般刺入的深度为0.5~1分钟)，针刺入后要在身体内左右摇摆5~6次，以使身体同侧下肢有明显的酸胀放射感。

出针后用闪火法将大玻璃罐吸拔在穴位上，留罐20分钟，起罐后，用干棉球擦净血污。

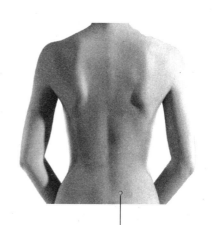

大肠俞

在腰部，当第四腰椎棘突下，旁开1.5寸。

## 轻松疗法

# 不想得痔疮，如厕别超10分钟

### ▶ 久站、久坐、久蹲

这一类人太多了，比如办公室的白领吧，上班是坐着，下班开车回家也是坐着。回到家呢，看电视、玩电脑也是坐着，直到深夜了才上床平躺上几个小时。这样一算，一天里大概有2/3的时间都是保持身体直立的姿势，在这十几个小时里，肛门处的血液都得克服重力的作用才能回流到心脏。

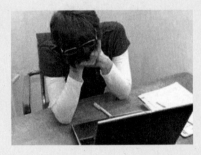

### ▶ 长时间待在厕所

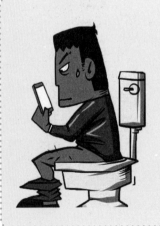

这里说的待在厕所，当然是指在里面大便了。大便的时候肚子要用力，才能把东西给挤出去而肚子一用力，腹部的压力肯定就会明显增大，肛门静脉的血液要回流也就非常困难了。

有个人的研究结果很有意思，调查结论是，大便的时间在9分钟以下的，痔疮的发生率并不高，但如果超过10分钟，痔疮的发生率就会急剧升高到70％以上。

▶▶ 便秘

便秘的话，只好在厕所长时间待着，这期间还得用力、用力、再用力，不断增加腹压，所以便秘的人，往往也有痔疮。

▶▶ 其他使腹压增高的原因

最常见的是孕妇，肚里多了几斤肉，可想而知腹压肯定也就增加了不少，所以怀孕者往往都有痔疮。

又如老慢支、肺气肿的老年人，或者由于其他原因经常咳嗽的人士，我们自己可以体会一下，每次咳嗽的时候，腹部的肌肉肯定会收缩，这当然也会导致腹压增大。

再比如房事过度的，也会造成腹部肌肉过度收缩，腹压增大。

▶▶ 很少运动

下肢静脉回流有肌肉收缩来帮忙，其实肛门静脉回流，也与肛门附近的肌肉定期进行收缩，挤压静脉血管有关（虽然这种肌肉的收缩你根本感觉不到）。因此，很少运动的人士，全身肌肉的力量都不太强壮，每次收缩的力量也不会太大，再加上以上所说的因素，就很容易发生痔疮。

而那些有良好运动习惯的人，一般并不会为此病所累。

## 其他疗法

痔疮的治疗，和下肢静脉曲张的治疗基本上是一致的，指导思路也是加速血液循环，使血液尽快回流，不要积聚在局部。

市面上卖的痔疮栓、痔疮膏，一般都有两个作用，一是用上去后局部清凉，可以迅速缓解疼痛、瘙痒等不适；另一方面它们都含有活血化瘀的药物成分，能够加速血液循环。

除了用药，还有以下两招。

| 温水坐浴 | 有浴缸的，可以把浴缸放满热水，再把整个人都浸进去；没有浴缸的，可以拿个大脸盆装满热水，把屁股坐进去也没问题。总之是要让肛门附近受到温暖的"抚慰"，这种温热的力量，能够加速局部的血液循环，促进痔疮的静脉回流。 |
| --- | --- |
| 肛门操 | 肛门操做起来还是要花点儿时间的，且还有点讲究，具体方法如下：<br><br>平躺在床上，全身放松，慢慢地呼吸，吸气的时候，要注意肛门放松，不要收缩肌肉，呼气的时候，则注意强烈收缩肛门。如此反复，每次练上10分钟左右即可，当然，如果时间能更长效果会更好。<br><br>解释一下：首先，平躺在床上，肛门静脉回流就不受重力影响了。<br><br>其次，我们吸气的时候，尤其是深呼吸时，自己体会一下就会感到腹肌也在收缩，另外膈肌下移，两方面加起来，吸气的时候腹压是增大的。<br><br>但呼气的时候，这两方面都不存在了，这时候的腹压是最小的，此时收缩肛门肌肉，促进静脉回流，将会事半功倍，正是大好时机。 |

一般来说，如果能够按照以上方法进行治疗，痔疮是可能被消除的。

# 慢性肝炎

临床上将肝炎急性期过后，病程超过6个月，而肝的炎症仍持续存在，称为慢性肝炎。慢性肝炎多由急性病毒性肝炎转变而来，但长期酗酒，机体自身免疫功能紊乱，长期应用具有肝毒性的药物等均可导致本病的发生。需要指出的是，并不是所有的急性肝炎都转变为慢性肝炎。甲型和戊型急性肝炎，预后良好，不会发生病毒的持续携带状态，也不会转变为慢性肝炎或肝硬化。而急性乙型病毒性肝炎和丙型病毒性肝炎则有较多的患者演变为慢性肝炎。由于乙型肝炎病毒感染所致的慢性乙型肝炎在各种致病因素中占80%～90%，因此乙型肝炎病毒感染是慢性肝炎最常见的病因。

## 临床表现

慢性肝炎可分为慢性迁延性肝炎和慢性活动性肝炎。

慢性迁延性肝炎是指病程超过半年，仍然迁延不愈，但症状较轻，体征和肝功能仅有轻度异常，无自身免疫系统及其他系统表现。患者常出现轻度乏力、腹胀、厌油腻、食欲不振、肝区疼痛等症状。体检时多发现肝有轻度肿大。部分患者无明显不适，仅在体检时发现肝有轻度肿大或肝功能不正常。

慢性活动性肝炎既往有肝炎病史，而且乏力、腹胀、厌油腻、食欲不振、肝区疼痛等症状比较明显。患者还会出现消瘦、肝掌、蜘蛛痣、肝脾大、面色萎黄等体征。此外，部分患者还兼有皮疹、肾炎、关节炎、心包炎、脉管炎、溶血性贫血等肝外表现。

慢性肝炎应与肝癌、胆管癌、胰头癌、脂肪肝、慢性血吸虫病、药物性肝炎等疾病相鉴别。

## 中医疗法

治疗肝炎，恢复肝功能的穴道是第九、十胸椎中间左右1厘米的"肝俞"和肝俞正下方的"胆俞"以及第二、三腰椎中央左右1厘米的"肾俞"。

这些穴道指压时由上而下，一面吐气一面强压6秒钟，每回压5次，每天压5回。如果指压肚脐正上方5厘米处的"中脘"也很有效，中脘指压法是由左右向中压，其他要领同前。

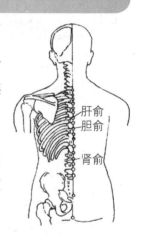

肝俞
胆俞
肾俞

### 一、肝肿大、疼痛推拿法

①按压足三里穴：以拇指或食指端部按压双侧足三里穴。指端附着皮肤不动，由轻渐重，连续均匀地用力按压。此法能舒肝理气，通经止痛，强身定神。

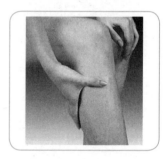

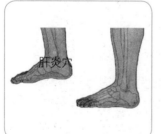

肝炎穴

②揉肝炎穴：下肢膝关节屈曲外展，拇指伸直，其余四指紧握踝部助力，拇指指腹于内踝上2寸之"肝炎穴"处进行圆形揉动。此法可疏经络，补虚泻实，行气止痛。

## 二、低烧推拿法

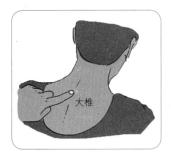

①捏大椎穴：坐位，头略前倾，拇指和食指相对用力，捏起大椎穴处皮肤，作间断捏揉动作。此法能疏通经络、祛风散寒、扶正祛邪。

②掐内、外关穴：以一手拇、食指相对分别按压内关、外关穴位，用力均匀，持续5分钟，使局部有酸重感，有时可向指端放射。此法能通经脉，调血气，气调则低烧止。

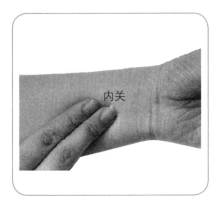

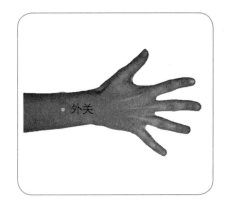

● 日常保健

◎生活作息要有规律，避免过度劳累。因为不规律的生活作息及过度劳累都会打乱机体正常的调节机制，使免疫力下降，促进肝炎病毒的复制，继而导致肝炎的复发。

◎肝病与便秘。由于粪便在肠道内滞留时间越长，肠道产生的毒素就越多，需要肝解毒的也就越多，这不仅会增加肝的负担，还会损伤肝细胞，而过多的毒素还能通过血液循环进入大脑，引发肝性脑病，因此患者要注意防治便秘。

◎进行适量的体育锻炼。通过体育锻炼，患者可以转移对于疾病的注意力，还能促进肝的血液循环，改善肝细胞的营养，减少病毒的复制，这些对疾病的康复都是有利的。一般而言，只要肝功能正常或接近于正常，且经一段时间观察后病情比较稳定，自觉症状也不明显，患者就可以参加体育锻炼。患者需要注意的是，每次的运动时间不要过长，也不要强调运动量，应以不感觉疲乏为准。以后随着身体各项功能的提高，可逐渐增加运动量。当然，若患者处于肝炎急性期或者是慢性肝炎的活动期就必须卧床休息，这样可以增加肝的血流量，以保证肝细胞再生修复时所需要的营养物质。

◎患者应定期就医复查。因为肝中没有神经组织，所以轻度的炎症，患者不会产生疼痛的感觉，而一些轻微的消化不良的症状又很难引起患者的重视，或者根本察觉不到。待症状明显时，往往肝的病变已比较严重。患者应定期就医复查。一般而言，肝功能异常者建议每1个月复查1次（或遵医嘱），直至肝功能转为正常；肝功能正常后，建议每3～6个月复查1次（或遵医嘱）；当转氨酶持续正常，且乙肝病毒DNA呈阴性时，建议每6个月进行1次肝功能检查（或遵医嘱）；肝炎病毒携带者建议每6个月复查1次（或遵医嘱）。若在此期间出现不适症状（如乏力、食欲不振、恶心、呕吐、尿黄、皮肤巩膜黄染等）应及时就医检查。

◎合理补充糖类（碳水化合物）。糖类不仅能满足机体对能量的需求，还能促进肝中糖原的合成，而糖原可增强肝细胞对病毒和毒素的抵抗能力。但是，患者也不宜补充过多，因为过多的糖类会在肝内合成脂肪储存于肝内，若储存的量过多，就会造成脂肪肝。

◎合理补充蛋白质。虽然，蛋白质是肝细胞修复和再生的重要原料，但是也需要合理补充。比如，急性肝炎初期，要适量减少蛋白质的摄入量，以免加重肝的负担；在急性肝炎的恢复期，可增加蛋白质的摄入量，但要注意不要补充过多；而有肝性脑病趋向者，则应严格限制蛋白质的摄入量。

**预防疗法**

## 乙型肝炎：早治疗，早发现

　　乙肝本身并不可怕，可怕的是这个病带来的后果：有一部分慢性乙肝患者处于肝硬化和肝癌的危险之中。不管是在肝炎活动期或肝病处于静止期，肝脏细胞都可能不同程度地存在炎症，不断地被破坏，在肝炎活动时则破坏更甚。长久以往，受伤的肝脏就形成许多瘢痕，即肝脏纤维化，最终会发展到肝硬化。

　　很多乙肝患者了解到乙肝的危害及严重后果后，第一个反应往往就是无论如何也要治愈乙肝。治疗乙肝要有决心，更需要保持清醒的头脑，千万不能跟着乙肝医疗、药物广告乱转。根据目前全球的乙肝治疗进展情况，目前国际上公认抗乙肝病毒有效的药物只有干扰素和核苷类药，至今没有一种药物能够在短期内清除乙肝病毒，从而治愈乙肝。

　　乙肝抗病毒治疗是一个长期而复杂的过程，乙肝患者在选用药物前务必要到正规医院肝病专科咨询医生，遵从医生指导，接受规范的治疗，真正做到既接受最合理的治疗，又避免服用伪劣药物。抗病毒治疗还要选择治疗的时机，目前全球的治疗经验证实，只有在乙肝活动期开始抗病毒治疗才最有利于病毒的清除。因此，乙肝患者要勤于随访肝功能，即使是在肝功能稳定期时也要争取每半年进行一次肝功能检查，每年B超检查一次。一旦发现病情变化及早接受治疗。

## 定期监测和随访，不良反应藏不了

### ▶▶ 预防感染

　　要防止自己感染上乙肝病毒，最好的办法就是打乙肝疫苗，使自己身体里产生乙肝抗体。 不过值得注意的是，乙肝抗体是存在有效期的，一般是5年左右，所以要想长保平安，则不可不记得定期重新注射疫苗。

　　至于其他的预防方法，只要明白了乙肝的传播途径，就知道如何预防了。乙肝的传播途径主要有以下三种：

　　1. 大城市繁华的城市中患有慢性肝炎或者是乙肝病毒携带者比较多。因这大城市里人比较多，而且都是来自全国各地，流动性特别的大。如果一个人有传染性，那么就很容易会传染多人。

　　2. 母婴是一种传播怀极强的途径，提倡孕前检查是有好处的，可以预防婴儿被母亲传染各种疾病。现在有的青年以有文身为美，但针刺文身都是反复使用的，如果有乙肝患者那么这种针刺文身就成了一种传播的途径。

　　3. 平时尽量减少到外面吃饭，如果应酬比较多，经常在外面吃饭的话，那么吃饭前应该先把使用的碗具再仔细的清洗一下。因为饭店人比较多，使用的碗具也比较多，可能清洗不太干净。

### ▶▶ 预防复发

　　如前所述，在慢性肝炎患者和乙肝病毒携带者身上，乙肝病毒和免疫系统是处于和平共处状态的，但这种和平局面也有可能被打破，免疫系统会再对病毒开展攻击，这时候肝功能就会受到损害，这就是疾病的复发。

　　需要说明的是，这种情况主要发生在慢性肝炎患者身上，而乙肝病毒携带者一般来说并不用太过担心。

　　但这两类人，应该定期检查肝功能，这样才能清楚地知道自己身体里的乙肝病毒和免疫系统是否还处于和谐状态。该多久检查一次呢？乙肝病毒携带者，半年或一年查一次肝功能是比较适宜的。

　　如果是慢性肝炎患者，检查的频率就应该更高些，具体多长时间一次，这个我就不敢说了，还是得由患者的主诊医生确定为佳。

# 脂肪肝

脂肪肝又称肝内脂肪变性，是由于肝细胞内脂肪蓄积过多而引起的肝病。引起脂肪肝的原因很多，如肥胖、长期酗酒、药物因素（如四环素、胺碘酮、阿司匹林、硝苯地平、糖皮质类固醇激素等）、疾病因素（如糖尿病、肥胖症、高脂血症、病毒性肝炎、甲状腺功能亢进症等）等。此外，长期厌食、节食、素食，同样也会发生脂肪肝。因为营养物质摄入不足，会导致脂蛋白生成不足，与此同时，机体会将体内储存的脂肪转化为游离脂肪酸，而大量的游离脂肪酸进入肝后，肝又缺乏足够的脂蛋白将这些物质转运到肝外组织，使其在肝滞留，而引起脂肪肝。

## 临床表现

脂肪肝起病缓慢、隐匿、病程漫长，早期没有明显的临床症状，多数是在做B超时才被发现。中、重度脂肪肝可出现食欲不振、疲倦乏力、嗳气、厌油腻、恶心、呕吐、肝区或右上腹隐痛等症状。约有50%的患者可伴有维生素缺乏的表现，如舌炎、口角炎、末梢神经炎、皮肤角化、皮下瘀斑等。此外，脂肪肝还会引起激素代谢紊乱，男性可出现乳房女性化、睾丸萎缩、性功能减退；女性可出现月经不调甚至导致不孕。重度脂肪肝患者可出现腹水、下肢水肿、电解质紊乱、肝门静脉高压等表现。

## 疾病鉴别

脂肪肝应与肝硬化、病毒性肝炎、自身免疫性肝炎、代谢性肝病等疾病相鉴别。

## 中医疗法

### 针灸疗法

取内关，丰隆两穴，手法用泄法，可以化痰降脂，适用于痰湿雍型的脂肪肝。

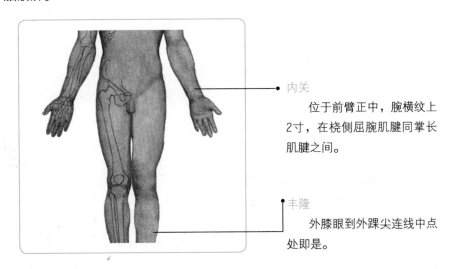

**内关**

位于前臂正中，腕横纹上2寸，在桡侧屈腕肌腱同掌长肌腱之间。

**丰隆**

外膝眼到外踝尖连线中点处即是。

### 艾灸疗法

取内关，丰隆两穴，手法用泄法，可以化痰降脂，适用于痰湿雍型的脂肪肝。

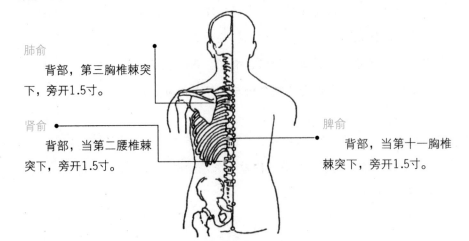

**肺俞**

背部，第三胸椎棘突下，旁开1.5寸。

**肾俞**

背部，当第二腰椎棘突下，旁开1.5寸。

**脾俞**

背部，当第十一胸椎棘突下，旁开1.5寸。

# 慢性胆囊炎

慢性胆囊炎是指胆囊的慢性炎症性病变。引起慢性胆囊炎的原因很多，如胆结石、寄生虫感染、胆盐过度浓缩等，其中以胆结石最为常见。

## 食物疗法

洋葱炖乳鸽：乳鸽500克、洋葱250克。姜5克，白糖5克，酱油10克，胡椒粉、盐、味精适量。乳鸽洗净砍成小块，洋葱洗净切成角状；锅中加油烧热，洋葱片爆炒至出味。下入乳鸽，加高汤用文火炖20分钟，放白糖等调料至入味后出锅。

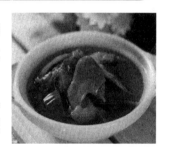

### 临床表现

临床常表现为反复发作的右上腹饱胀、隐痛，隐痛可放射至右肩胛下、右季肋区或右腰等处，在站立、运动及冷水浴后更为明显。此外，患者还可出现嗳气、反酸、饱胀、呕吐、恶心、厌油腻等症状。这些症状多发生于餐后，在进食油腻食物后往往会加重。

### 疾病鉴别

慢性胆囊炎应与胆结石、慢性胃炎、慢性肝炎、消化道溃疡等疾病相鉴别。

# 中医疗法

## 按摩疗法

太冲穴是足厥阴肝经上的穴位，在第一、二跖骨结合部之前凹陷处，按摩这一穴位对治疗胆囊炎有帮助。

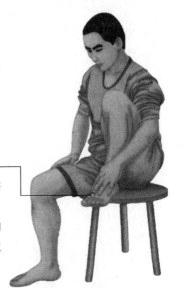

太冲穴

正坐垂足，曲左膝，把脚举起放在座椅上，臀前，举起左手，手掌朝下放在脚背上，中指弯曲，中指的指尖所在的部位就是该穴，用食指和中指的指尖从下往上垂直按揉，有胀、酸、痛感。两侧穴位，先左后右，每次各揉按3~5分钟。

## 耳压疗法

用毫针柄的钝端刺激神门、交感、肝、胆十二指肠等对应部位，选择反应明显的部位2~3个，每日1次。

### 对症取穴

神门、交感、肝、胆、十二指肠等对应部位。

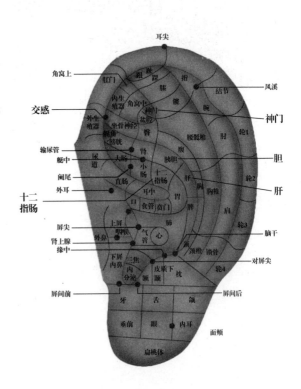

# 胆结石

胆结石是胆道系统结石的统称。目前认为，胆结石的形成与胆汁淤积、胆道感染、胆固醇代谢失调这三种因素相互作用有关。

## 临床表现

在临床上，患者常会出现反酸、嗳气、胃灼热、腹胀、厌油、肝区或上腹部的钝痛等症状。

若是胆囊结石卡在胆囊颈部或胆囊管内，使胆囊内的胆汁不能排泄出去，就会导致胆囊在短时间内迅速膨胀和收缩而产生剧烈绞痛，并可向肩、背等处放射，还可伴有恶心、呕吐等症状，严重时剧痛难忍、面色苍白、大汗淋漓、坐卧不安、捧腹弯腰、倒地翻滚。然而，有时由于患者体位的变动，使卡住的结石退回到胆囊内，或结石被挤入胆总管，此时绞痛也会突然缓解。若急性炎症长时间得不到缓解，患者就要怀疑是否出现了胆囊坏疽或穿孔，这时必须就医诊治。

## 疾病鉴别

胆结石应与胆囊炎、肝硬化、带状疱疹、慢性胃炎、慢性肝炎、胆囊息肉、肾盂肾炎、消化道溃疡等疾病相鉴别。

## ◉ 日常保健

◎适量限制饮食中脂肪的含量。食物中所含的脂肪过多，会使胆汁中胆固醇的浓度增高，而促使胆固醇结石的形成。但是，若长期只吃素食又会造成胆汁排泄减少，也会使胆汁浓缩，形成胆结石。因此，建议患者在急性发作时应避免进食油腻食品。在病情稳定期间，患者不必过于禁忌，以保证机体对营养的需要，而且也有利于胆汁的分泌和排泄。

# 中医疗法

## 按摩疗法

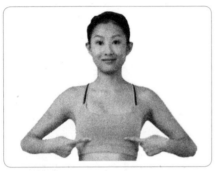
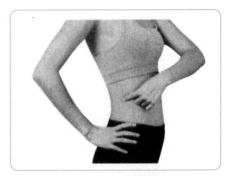

| 按摩部位 | 期门 | 按摩手法 | 指压 |
|---|---|---|---|
| 按摩时间 | 3分钟 | 按摩力度 | 适度 |

| 按摩部位 | 章门 | 按摩手法 | 指压 |
|---|---|---|---|
| 按摩时间 | 5分钟 | 按摩力度 | 适度 |

## 耳压疗法

### 对症取穴

双侧肝俞、胆俞、内关、足三里、合谷。

### 用药

白芷10克，花椒15克，苦尖子50克，葱白20个，韭菜兜20个，白醋50毫克。

### 操作方法

1.把药材研成细末，用白醋调成膏状。

2.对所选穴位皮肤进行消毒，把药膏加热后贴在患处。

3.每日1贴，可连续贴敷2~4次。

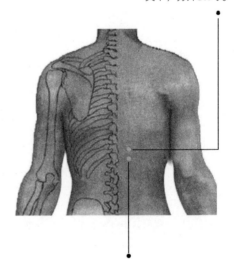

肝俞
背部，第九胸椎棘突下，旁开1.5寸。

胆俞
背部，第十胸椎棘突下，旁开1.5寸。

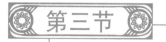

## 第三节
# 心脑血管系统疾病的疗法

# 高脂血症

高脂血症是指全身脂代谢出现异常的一种疾病。它的发生除与遗传、年龄、饮食、体力活动过少等因素有关外，还与某些疾病互为因果，如痛风、肥胖症、糖尿病、高血压、胰腺炎、脂肪肝等。

**临床表现**

高脂血症的症状多不明显，多数患者是在做体检时才被发现。部分患者可出现头晕、胸闷、心悸、神疲乏力、失眠健忘、肢体麻木等症状。高脂血症对机体的损害是隐匿的、逐渐的、进行性的，如果血脂长期增高，血液中的脂质便会沉积于血管壁上，形成粥样斑块，随着这些"斑块"的增多，会逐渐堵塞血管，这种情况若发生在冠状血管，就会引起冠心病；若发生在脑部，就会出现脑卒中；若发生在肾，就会引起肾动脉硬化、肾衰竭；若堵塞眼底毛细血管，就会导致视力下降、失明。

**疾病鉴别**

高脂血症应与糖尿病、肾疾病、胆道阻塞、甲状腺功能减退症、胆汁性肝硬化等疾病相鉴别。

## 中医疗法

### 一、化痰降浊去脂

药物：苍术30克，虎杖30克，草决明30克，泽泻30克。

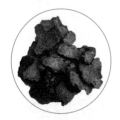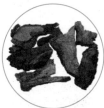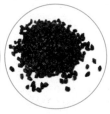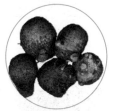

将以上药煎煮半小时后，兑温水至40℃~42℃，泡洗双腿，每天1次，每次30分钟，连续泡1个月。

穴位：丰隆、漏谷、足三里。

丰隆足阳明胃经穴位，在外踝尖上8寸。可以清胃气，化痰湿。用拇指或中指按揉，操作时间可以长些，5~10分钟为宜。

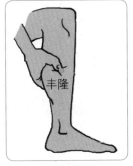

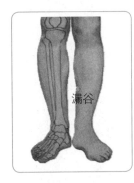

漏谷是足太阴脾经穴，在小腿内侧，内踝尖上6寸胫骨后方。脾经其他部位的水湿之气向本穴会聚，并沉降于此处，经常按摩可以健脾化痰祛湿。可用拇指或中指按揉5~10分钟，以小腿发热发胀为宜。

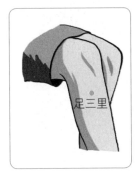

足三里是足阳明胃经穴，在小腿外侧，髌骨外下3寸。它具有调理脾胃、补中益气、通经活络、疏风化湿、扶正祛邪的功效。可用指点或按揉，指点时间较短，一般1~2分即可；按揉可长时间操作，以局部酸胀为宜。

## 二、活血行气去脂

药物：红花30克，丹参30克，生芪30克，生山楂30克。

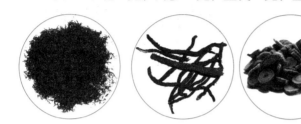

穴位：血海、外丘、行间。

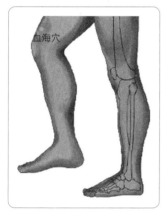

血海是足太阴脾经穴位。血指的是受热变成的红色液体。海，宽阔博大。血海穴名意指本穴为脾经所生之血的聚集之处。本穴物质为阴陵泉穴外流水液气化上行的水湿之气，为较高温度、较高浓度的水湿之气，在本穴为聚集之状，气血物质充斥的范围巨大如海，故名。血海穴是生血和活血化瘀的要穴，位置很好找，用掌心盖住膝盖骨（右掌按左膝，左掌按右膝），五指朝上，手掌自然张开，大拇指端下面便是此穴。每天坚持点揉两侧血海3分钟，力量不宜太大，能感到穴位处有酸胀感即可，要以轻柔为原则。每天上午9~11点刺激效果最好，因为这个时段是脾经经气的旺时，人体阳气处呈上升趋势，所以直接按揉即可。

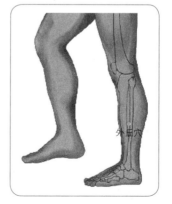

外丘是足少阳胆经穴。外，胆经之外也。丘，土丘。外丘之名意指随胆经风气上扬的脾土尘埃，由此飘扬于胆经之外。外丘

在小腿外侧，外踝尖上5寸，腓骨前缘。用拇指按揉即可，操作时间不宜过长，约2分钟即可。

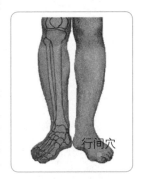

行间穴

行间穴的行，行走、流动、离开也。间，二者当中也。行间的名字，意指肝经的水湿风气由此顺传而上。本穴物质为大敦穴传来的湿重水气，至本穴后吸热并循肝经向上传输，气血物质遵循其应有的道路而行，故名行间。在足背侧，当第一、二趾间，趾蹼缘的后方赤白肉际处。多用拇指或中指点按，一般3分钟即可。

## 日常保健

◎饮食调理。对仅有胆固醇指标增高的患者，饮食上应避免食用高胆固醇类的食物，如动物内脏、肉皮、蛋黄、螺蛳、鱿鱼等。同时还要减少动物性脂肪的摄入量。而对于仅有三酰甘油指标增高的患者，应控制进食的总量（以便控制体重），并要限制糖类食品的摄入量，如甜品、糖果、冰淇淋等。除此之外，患者还要减少反式脂肪酸（如黄油及其制品、奶油及其制品、沙拉酱、咖啡伴侣等）、烘烤和油炸食品等的摄入，并增加蔬菜和水果的摄入量。

◎戒烟限酒。长期吸烟、过量饮酒都可干扰血脂的代谢，使胆固醇、三酰甘油升高，高密度脂蛋白胆固醇下降。此外，研究还发现，被动吸烟者也会使体内的高密度脂蛋白胆固醇下降，三酰甘油上升，患者及其家人对此应给予足够重视。

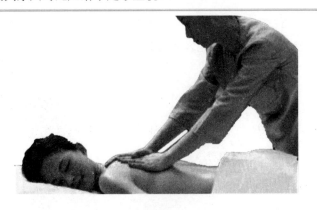

# 原发性高血压

原发性高血压也称为高血压病，约占高血压患者群的95％以上，主要表现为动脉血压的升高。其病因不明，目前认为与遗传、年龄、性别、心理、肥胖、吸烟、膳食、体力活动过少等因素有关。

**临床表现**

高血压早期可无症状或症状不明显，仅在劳累、精神紧张时血压有所升高，而当休息后便可恢复正常。随着病程的发展，部分患者可出现头痛、头晕、心悸、失眠、胸闷、眼花、耳鸣、肢体麻木、夜尿增多、记忆力减退、注意力不集中等症状。若血压得不到及时、有效地控制，就会加速动脉的硬化，引起心（心绞痛、心肌梗死、心力衰竭）、脑（脑梗死、脑出血）、肾（小动脉肾硬化症、慢性肾衰竭、尿毒症）、眼（视网膜动脉硬化、眼底改变）等部位的并发症。在此，需指出的是，患者症状的轻重与血压的高低程度并不一定成正比。有些患者血压很高，却没有症状，而有些患者血压仅有轻度升高，症状却很明显。这是由于每个人对血压的耐受程度是不同的。因此，凭自我感觉来估计血压的高低，往往是错误的，也容易延误治疗。

**疾病鉴别**

高血压病应与颅内肿瘤、颅脑创伤、皮质醇增多症、嗜铬细胞瘤、肾动脉狭窄、肾实质性高血压等疾病相鉴别。

## 中医疗法

### 按摩疗法

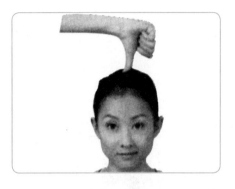

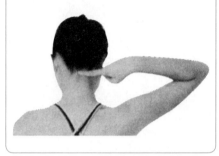

| 按摩部位 | 百会 | 按摩手法 | 按揉 |
|---|---|---|---|
| 按摩时间 | 3分钟 | 按摩力度 | 适度 |

| 按摩部位 | 风府 | 按摩手法 | 按揉 |
|---|---|---|---|
| 按摩时间 | 2分钟 | 按摩力度 | 适度 |

### 拔罐疗法

**胆俞**

让患者取坐位，在对穴位进行常规消毒后，先用三棱针在大椎穴位点刺并使之有少量血液渗出，然后用闪火法将火罐迅速拔出在穴位上，留罐5~15分钟。起罐后擦干净血迹并用棉纱包裹，以防感染。每周1次，5次为1个疗程。

**大椎**

位于人体的颈部下端，第七颈椎棘突下凹陷处。

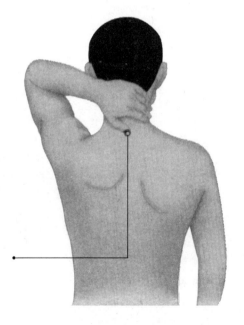

## 轻松疗法

### 饮食清淡，心情愉快，无欲则刚，病不能侵

由于高血压与高盐饮食密切相关，因此少吃盐自然就是防治高血压的重要食疗手段；由于精神紧张也可能是引起高血压的原因，所以保持心情轻松、注意劳逸结合自然就是应当养成的生活习惯；由于肥胖者往往伴有高血压，因此多运动，避免暴饮暴食也就成了顺理成章之事。

中医学有句名言："恬淡虚无，真气从之，精神内守，病安从来。"意思是说保持心情愉快，无牵无挂，饮食清淡，自然就很难得病，这话用于高血压病的防治是最正确不过的。

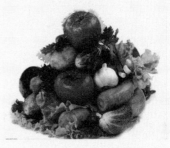

### 每天10分钟，泡脚按摩比降压药更有效

除此之外，我还可以教你三个穴位的按摩治疗方法，它们是有助于控制与预防高血压的，这三个穴位就是太溪、太冲、涌泉。

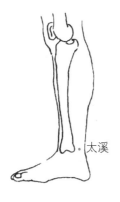

太溪

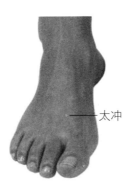

——太冲

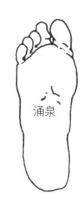

涌泉

## 足浴

每天晚上打盆热水，把脚放进去泡上一会儿，这几个穴位就都会被刺激到，即使不是为了治这个病，每天泡泡脚，同样也是件非常舒服的事。

## 可以自行按摩的穴位：内关、合谷

内关穴乃心经的原穴，而高血压病属于心血管系统疾病，所以内关自然是不二之选。

合谷穴是大肠经的穴位，但是这个穴与太冲穴配起来则称为"四关"，有舒肝解郁之效，对于治疗精神紧张以及各种精神疾病均有良好的效果。

这两个穴位对于治疗被怀疑是由精神紧张引发的高血压病效果最好。合谷穴有缓解精神紧张的效果，内关穴同样有这样的效果。中医学里有一句话，"心主神明"，意思就是说精神紧张，同样可以从"心"去调整，所以内关穴同样有缓解精神紧张的效果。

建议平常工作、生活压力大的人士，在精神紧张之余，经常按压一下内关、合谷这两个穴位，这样既可以舒肝解郁，又可以预防或者治疗高血压，可谓一石二鸟，一举两得。此外还有一个方法：沿着背部膀胱经走罐，同样可以达到防治高血压的效果。

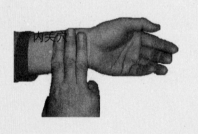
内关穴

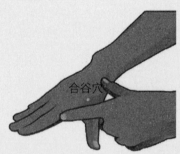
合谷穴

## 穴位治疗控制高血压的科学依据

穴位治疗控制高血压的机理还在研究中，由于高血压病的发病机制都还没有搞清楚，所以更加不要指望穴位治疗高血压的机制能够说得很明白，但是业界比较公认的有以下三方面。

▶ 扩张血管

血管一扩张，血压马上就会下降，这就是西医降压药物的一个重要思路，比如拜新同、心痛定，这些著名的降压药，都是根据这个原理来达到目的的。

而对穴位刺激同样可以达到扩张血管的目的：不管是热水泡脚上的穴位，还是按摩手臂上的穴位，抑或在背部膀胱经上走罐，都能够使得穴位下的血管扩张。如果谁不相信，大可以自己去泡泡脚，在背部走走罐，看看搞完后是不是局部皮肤发红——那就是皮肤下血管扩张的结果。

除了使局部穴位下的血管扩张外，全身的血管也都可能得到扩张，因为在局部血管扩张后，血管壁就会产生一种扩血管因子，这些因子可能会随着血流流到其他部位，导致其他部位的血管也同样达到扩张的目的。

所以对穴位进行治疗，在某种意义上就相当于服用了拜新同、心痛定这样的药物。

▶ 中枢性作用

刺激合谷、太冲这些穴位，会诱导脑中枢自行释放出"内啡肽"这样的东西，这玩意儿就像吗啡一样，会让人有轻松、愉快的感觉（放心，这是人体自己释放的，剂量肯定在安全范围内，不会像吃毒品那样上瘾的）。合谷、太冲能够舒肝解郁就是这个道理，所以上面我才会建议压力大的人经常自己按压一下合谷穴，以释放些内啡肽，使精神放松一下。**精神放松，对于血压的降低自然大有好处。**

▶ 治疗颈椎、胸椎病

在背部膀胱经处走罐除了具有以上说的两种作用外，还能够治疗颈椎、胸椎病，使植物神经功能恢复正常，血压自然也随之恢复到正常水平。

# 冠心病

冠心病是由于冠状动脉粥样硬化，使血管管腔出现狭窄和（或）痉挛，导致心肌缺血、缺氧所引起的心脏病。根据临床特点，冠心病可分为隐匿性冠心病、猝死型冠心病、心绞痛、心肌梗死、心律失常及心力衰竭。其中，心绞痛和心肌梗死是冠心病最典型的临床类型。引起冠心病的危险因素很多，可以是一种也可以是多种因素共同作用的结果。目前，比较常见的有年龄、性别、种族、高脂血症、高血压病、糖尿病、肥胖、吸烟、饮酒等，而在这其中又以高血压病、高脂血症、糖尿病和吸烟被认为是最重要的因素。

## 临床表现

心绞痛是由于冠状动脉供血不足，导致心肌因急剧、暂时性的缺血、缺氧所致的临床综合征，常发生于劳累或情绪激动（如焦急、愤怒、狂喜等）时。此外，饱餐、便秘、受寒、吸烟、心动过速或过缓、血压过高或过低等也可诱发。典型的心绞痛表现为阵发性的胸骨中上部的压榨性疼痛。感觉上不是一种真正的疼痛感，往往是一种紧缩感、压迫感、发闷感或烧灼感，伴有窒息或濒死的恐惧感。疼痛范围约为手掌大小，并可放射至左肩、左臂内侧，达左手小指和环指（无名指）。持续时间为3~5分钟，在服用硝酸甘油后可迅速缓解。不典型的心绞痛表现多样，有的患者仅出现心悸、胸闷、气短等心前区不适感，有的则以放射部位的疼痛感为主要表现，如牙痛、咽痛、下颌痛、上腹痛等。

## 中医疗法

### 按摩疗法

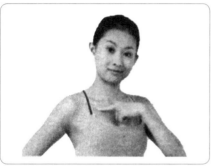

| 按摩部位 | 屋翳 | 按摩手法 | 按揉 |
|---|---|---|---|
| 按摩时间 | 1分钟 | 按摩力度 | 轻 |

| 按摩部位 | 心俞 | 按摩手法 | 一指禅推法 |
|---|---|---|---|
| 按摩时间 | 2分钟 | 按摩力度 | 适度 |

### 贴敷疗法

心俞 ●

背部，第五胸椎棘突下，旁开1.5寸。

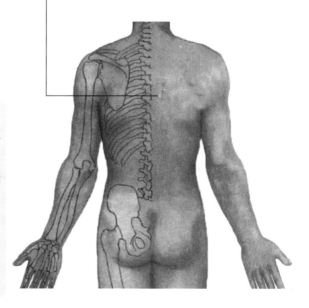

**材料**

丹参、三七、檀香、乳香、没药、桃仁、红花、王不留行、血竭、郁香、莪术、冰片各适量。

**贴敷方法**

把上述药材研成细末，调成膏状，贴敷于左心俞，7天更换1次。

预防疗法

## 心绞痛吃硝酸甘油，按内关、膻中

如果是心绞痛发作，马上吃点硝酸甘油片、救心丹这些药物，就可以达到迅速扩张冠状血管，改善供血的目的。

倘若手上一时没有这些药，那么也可以采取紧急按压内关、膻中穴的方法。

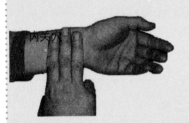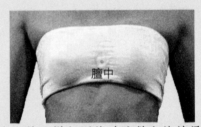

按摩这两个穴位能够起到扩张血管、增加冠状动脉供血的效果。

即使有药物服用，在服药的同时按摩这两个穴位，也会有加快起效的作用，值得使用。

不过要强调的是，倘若吃硝酸甘油片、按摩穴位10分钟后仍然没有效果，那就一定要想到出现心肌梗死、冠状动脉梗塞的可能性。这时候唯一的方法就是尽快往医院里赶，越早到达医院，就越有可能使用最积极的溶栓治疗，这个治疗能够将梗塞处直接溶解，马上就能使断流的心脏重新恢复供血供氧。

## 冠心病治心也得治肠胃

冠心病的根源在于动脉硬化，所以预防动脉硬化，能够有效预防冠心病。

预防的方法，基本上在动脉硬化这一章节都已经讲得很详细了。

值得一提的是下面几个穴位：膻中、内关、中脘、天枢。

膻中、内关是针对心脏的，而中脘、天枢则是针对肠胃系统的。

膻中穴是针灸学中八会穴之一，是"气会"，也就是人体的真气汇聚之处，同时这个穴还是心包的募穴，募穴是什么意思？就是指脏器的真气输注的地方，非常有来头！

脏器的真气在人体前部输注的穴位叫作募穴，而在人体背部输注的穴位就叫作腧穴，比如心包的募穴在前面，是膻中，而腧穴呢，是厥阴腧，在背部，第四胸椎旁开1.5寸的地方。

内关穴是手厥阴心包经的络穴，乃人体八脉交会穴之一。古语有云，"心胸内关谋"，又云，"胸中之病内关担"，这些古语都说明了内关穴是治疗心脏病的重要穴位。

内关、膻中能够治疗冠心病是有科学根据的，这两个穴位处的神经都是从C6～T2脊神经节里发出来的，同时，心脏处的神经也恰好是从C6～T2脊神经节处发出的，这样，膻中、内关就与心脏有了相通的联系之处：C6～T2脊神经节。

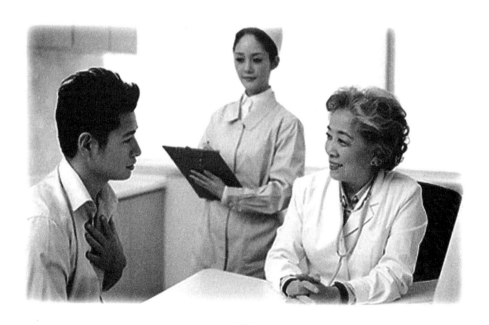

# 脑卒中

脑卒中又称为脑中风，是一种突然发作的脑部血液循环障碍性疾病。引发脑卒中的危险因素有很多，如年龄、吸烟、气候、高血脂、高血压、低血压、肥胖症、冠心病、糖尿病、情绪剧烈波动等。

## 疾病鉴别

临床表现为突然晕倒、不省人事，口眼㖞斜、言语不利、半身不遂等，或无昏倒仅以口歪、半身不遂为主症。在临床上，脑卒中可分为缺血性脑卒中和出血性脑卒中。缺血性脑卒中常在睡眠或安静状态下发病，有发病快，症状消失快，易反复发作的特点。在发病过程中，多无意识障碍。出血性脑卒中多在高血压、高血脂或糖尿病等疾病的基础上，因气候骤变或情绪激动、用力排便等因素的刺激下，使血压骤然升高，导致脑血管破裂而突然起病。它常发生于患者清醒时，多数患者起病急骤，无前驱症状，临床表现为头痛、恶心、呕吐、昏迷、偏瘫、语言障碍等症状，并可出现不同程度的后遗症，如口眼㖞斜、口语不清、反应迟钝、一侧肢体瘫痪、手指伸屈困难、走路呈画圈步态等。

## 日常保健

◎康复训练。通过康复锻炼，患者可防止瘫痪肢体挛缩，促进瘫痪肢体的功能恢复，预防并发症的发生，还能改善患者的精神状态，这无疑对患者是有益的。但在康复训练中家属及患者要注意以下四点。①康复训练开始得越早，功能恢复的可能性越大。一般而言，缺血性脑卒中患者只要神志清楚，生命体征稳定，48小时后即可进行康复治疗，脑出血患者可推迟至7～10天。②康复锻炼一定要在医师的指导下进行。③家属帮助患者被动活动（如进行翻身、起坐、站立等）时，要注意动作不要过猛、过快、过大，以免造成关节损伤。④康复训练一定要循序渐进，持之以恒。

## 中医疗法

以体表拇指循经推拿，其中以阳明经上施加手法为主，采用捏拿、提捏、揉法及局部点穴促进肌肉放松，缓解痉挛，同时身强肢硬的患者可根据不同神经节段的支配对夹脊穴加以推揉，持续操作20~30分钟，每日1次，每10次为1个疗程，具体疗程视患者病情而定，并配合患者肢体康复训练。

上肢训练：做肩关节前屈、外展、外旋运动；肘关节伸展、前臂旋后运动；腕关节背伸、挠侧偏及尺侧偏训练，手指屈伸等练习。

下肢训练：髋、膝、踝关节的屈伸训练及体位平衡训练。若患者不能独立完成某项训练时则给予助力运动，每次治疗时间持续15分钟，每日1次。

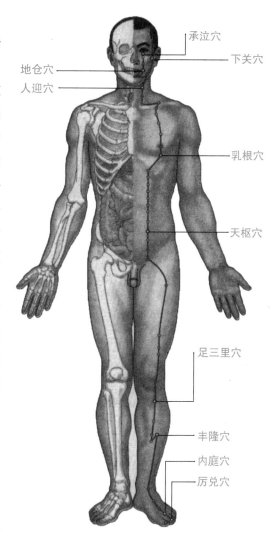

急性脑卒中肢体功能障碍的治疗是一个长期的过程，强调早期、积极的态度是必要的，也是必须的。推拿手法介入脑卒中早期康复也应在患者病情稳定、生命体征平稳、无严重并发症时进行，此时进行推拿治疗安全系数较高。但在进行推拿治疗时应注意根据病情变化及时调整治疗方案，按照患者年龄、病情轻重、辨证分型等确定个性化方案。

康复疗法

## 脑梗死急救——生死极速6小时

脑梗死一旦出现，患者应该尽快赶往医院，而不要尝试自救，否则很可能会贻误时机。因为脑梗死发病后的6小时非常关键。

如果能够及时赶往医院，还是有可能采取最积极的溶栓疗法，把局部的血块或者栓子给完全溶解，使梗塞住的血管重新开放，令缺血半暗带的细胞恢复生机的。但是如果错过了关键的6小时，缺血半暗带里的细胞就会因支撑不住而尸横遍野了，这时候就算再把血管打通，也没有意义了。

## 后期康复：像个正常人一样生活

有些脑梗死的患者，一开始手脚不能动，经过治疗慢慢能动，最后恢复得像个正常人一样，这里面的奥妙在于"神经功能代偿"这个机制。

## 康复讲智慧，针灸宜早不宜迟

要让剩余的、没死的脑神经细胞的潜力给充分地激发出来，尽快地发挥代偿作用，得通过三个方面的途径来完成。

### ▶ 加强血液循环，保证营养供给

脑梗死的患者一般都会使用一些活血化瘀的药、供给神经营养的药，另外还要给一些直吸氧，目的就是尽可能地给脑部供给营养，保证那些准备进行代偿的神经细胞的物质供给。

### ▶ 主动进行功能锻炼

脑梗死的患者，只要病情稳定，就要积极地开始功能锻炼，比如手脚动弹得不灵活的，就要不断地去使用手脚，不断地去主动锻炼。即便手脚完全不能动弹，那也可以锻炼，患者应该在脑海中不断地想象，想象着给不能动弹的手脚发命令，让其动弹起来，这种意念上的锻炼，也是一种积极的锻炼。

▶ 神经刺激

穴位治疗、神经刺激，对脑梗死都有一定疗效。

穴位疗法主要是采用针刺法，因为只有针刺，才能深入皮肤，直接刺激皮肤下面的神经感受器，产生最大的神经刺激信号；另外，穴位按摩、艾灸等也同样有用，如果能够配合针刺一起使用，那么效果肯定会更好。

常用的穴位比较多，得分别说明。

❶失语、说话不清：金津、玉液。这两个穴都位于舌部，必须采用针刺治疗，针刺穴位后行提插手法，不留针。出针的时候不要按压，要流出些血液才好，如果不流血，效果反而没那么理想。

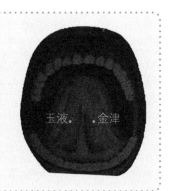

玉液. .金津

❷二便失禁：气海、关元（任脉）。这两个穴位需要针刺，而且得留针半个小时左右，往往还应配合艾灸法。

临床上如果患者家属配合，我们往往会让他经常帮患者按摩这两个穴位，或者拿一根艾条点燃后在这两个穴位处进行悬灸，这样的话，患者往往会恢复得更快。

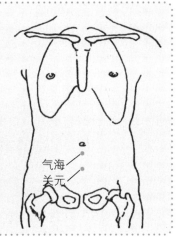

气海
关元

❸肢体动弹不了：有一句古语叫作"治痿独取阳明"，意思是说治疗肢体动弹不了这一类的"萎证"，应该重点选择足阳明胃经、手阳明大肠经上的穴位。

下肢瘫痪，常用的穴位有足三里（阳明胃经）、三阴交（足太阴脾经）、阳陵泉（足少阳胆经）。

上肢瘫痪，常用的穴位有曲池（手阳明大肠经）、合谷（手阳明大肠经）、内关（手厥阴心经）。

除了这些穴位，腰部的大肠经穴位也经常会使用，如肾腧、大肠俞。

在医生针刺治疗后，如果患者的家属能够经常帮患者按摩以上穴位，患者肯定会恢复得更快。

通过治疗，大部分患者都会一天天地好转起来，如果是手脚都瘫痪的，一般下肢能够先恢复。

小中风5年内易发生脑梗死，警惕成为"大中风"

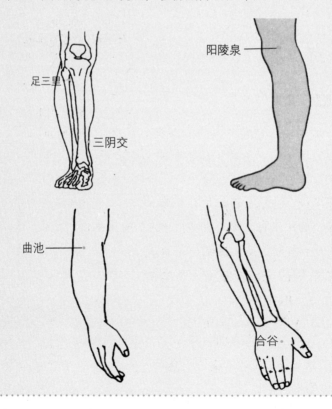

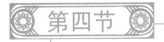

## 第四节
## 内分泌系统疾病的疗法

# 甲状腺功能亢进症

甲状腺功能亢进症（简称甲亢）是由于甲状腺激素分泌过多，造成神经、循环及消化等系统的兴奋性增高和代谢亢进为主要表现的临床综合征。目前，其病因仍不明确，但发现多数患者都存在一定的诱发因素，如精神刺激、严重感染、过度劳累及创伤等。

## 临床表现

在临床上，患者可出现疲乏无力、多食易饥、体重下降、怕热多汗、心悸气短、失眠健忘、眼球突出、多言多动、焦躁易怒、思想不集中、大便次数增多、女性月经紊乱、男性性欲减退或性欲亢进等症状。还有部分患者仅表现为精神抑郁、表情淡漠、反应迟钝、食欲不振、皮肤干冷等，临床上将之称为淡漠型甲亢。随着病情的发展，患者还可出现一系列的并发症，如心脏病、高血压、糖尿病、肢体麻痹等，重者可导致甲亢危象，抢救不及时会危及生命。

## 疾病鉴别

甲状腺功能亢进症应与心肌炎、慢性结肠炎、眼眶内肿瘤、神经官能症、单纯性甲状腺肿大、亚急性甲状腺炎、自身免疫性甲状腺炎等病症相鉴别。

## 中医疗法

❶甲亢发病与肝脾肾三脏关系密切，针灸治疗多在肝脾肾三条经络及其相关经络而取穴，常用穴位局部阿是穴、内关、神门、合谷、太冲、足三里、阴陵泉、三阴交、太溪、照海、肝俞、脾俞、肾俞、太阳、曲泽、委中、隔俞、阳陵泉等，每次选8～10穴位针刺。

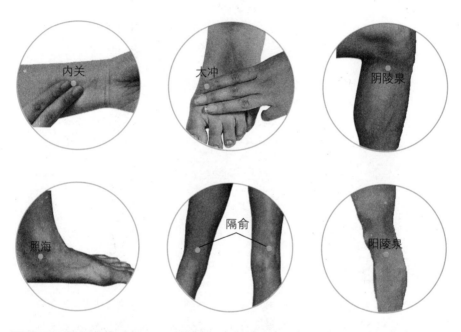

内关　太冲　阴陵泉

照海　隔俞　阳陵泉

● 温馨提示

　　局部用毫针点刺上、下、左、右各四针，对消除甲状腺肿十分有效，但有一定的危险性，因为甲状腺组织血管神经丰富，手法一定要娴熟、轻柔，避免损伤神经血管，出针时要用棉签压迫几分钟。阿是穴不留针，其他穴位留针20分钟。

❷对惧针刺的患者，教患者做穴位按摩也有一定疗效，内关透外关、合谷透劳宫、三阴交透悬钟、太溪透昆仑、太冲透涌泉，要求每天做1个小时以上才有效果。刺血疗法有强大的理气活血、清热去火的功能，选太阳、曲泽、委中、阳陵泉、膈俞、肝俞刺血，能迅减轻甲亢症状，效果可靠。

# 痛风

痛风是嘌呤代谢紊乱所致的一种疾病，临床上以高尿酸血症以及由此引起的急性痛风性关节炎反复发作、痛风石沉积、痛风石性慢性关节炎和关节畸形为主要表现。引发痛风的危险因素有很多，如年龄、遗传、肥胖、高血压、高血脂、冠心病、糖尿病、不良的生活方式等。

## 临床表现

急性痛风性关节炎是痛风最常见的首发症状，开始时常侵犯单一关节，以蹬趾关节最为常见，其次为足弓、踝、膝、腕、指、肘等关节。患者常在半夜因关节疼痛而惊醒，在数小时后发展至高峰，关节周围出现明显的红、肿、热、痛，还可伴有头痛、发热、白细胞增高、红细胞沉降率增快等反应。但是，即使不治疗，关节疼痛也可在数天或数周后缓解，关节功能也能恢复正常。受累关节处的皮肤表面可出现脱屑和瘙痒。患者要注意的是，这绝不是说明痛风可不治而愈。只是说明关节的炎症已消除，而尿酸的沉积还在继续。

随着病情的发展，尿酸结晶不断沉积，慢慢地就会形成痛风石。痛风石小的可如芝麻，大的可如鸡蛋，常出现在耳廓，也可见于蹬趾、踝、膝、指、腕、肘关节等处。其表面的皮肤紧绷、光亮而菲薄，一旦因摩擦、受压、受冻或创伤等原因可发生溃疡。所形成的溃疡不易愈合，在溃疡处我们可见有类似于白垩或面糊状的白色结晶，这就是尿酸结晶。痛风石形成之后，经过10～20年演变，关节会出现永久性的损害，甚至导致关节的畸形。但是，如果早期能有效治疗，可改变本病的自然发展规律，无本期表现。若任其发展，患者则会出现肾结石、糖尿病、高血压、高血脂、冠心病、尿毒症、脑卒中等并发症。

## 中医疗法

### 按摩疗法

**对症按摩**

**方法一**
点按大椎、风池、肾俞、揉拿手、足三阴经、点按手三里、肩贞、合谷等穴位，适用于痛风各证。

**方法二**
按揉足临泣、地五会等穴位和足部关节至踝关节，适用于痛风偏下肢症状者。

**方法三**
点揉手背侧、合谷、阳溪、阳池穴以及手部小关节至腕关节，适用于痛风偏上肢症状者。

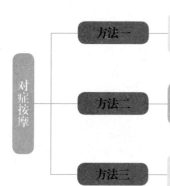

**风池**

手腕部位，即腕背横纹上，前对中指、无名指指缝。或在腕背横纹中，当指伸肌腱的尺侧缘凹陷处。

**阳溪**

腕背横纹桡侧，拇指向上翘起时，拇指伸肌腱与拇长伸肌腱之间的凹陷中。

**合谷**

手背第一、二掌骨间，第二掌骨桡侧的中点处。

### 刮痧疗法

**对症取穴**
大椎、天柱至肩井穴，天柱至膏肓、神堂等经络穴位。

| 时间 | 运板 | 次数 |
| --- | --- | --- |
| 30分钟 | 推刮法 | 50次 |

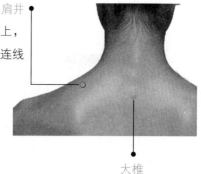

**肩井**
人体的肩上，大椎与肩峰端连线的中点。

**大椎**
第七颈椎棘突下凹陷处。

**止痛疗法**

## 迅速止痛靠"秋水仙碱"

痛风发作的时候要迅速止痛倒并不困难，因为有一种叫作"秋水仙碱"的特效药。

这个药百试百灵的原理是这样的：尿酸钠盐在关节处沉积时，局部的细胞会释放出一种叫作"白细胞介素I"的物质，这东西的作用是把更多的白细胞给呼唤过来，造成局部白细胞"人山人海"，从而导致剧烈的炎症。而秋水仙碱却可以抑制"白细胞介素I"的产生。

## 穴位治疗的原理有这样两点

除了药物，穴位治疗也是可选之策，但要注意，一般是采用针刺。

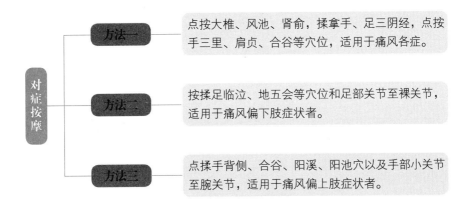

对症按摩

方法一 —— 点按大椎、风池、肾俞，揉拿手、足三阴经，点按手三里、肩贞、合谷等穴位，适用于痛风各症。

方法二 —— 按揉足临泣、地五会等穴位和足部关节至踝关节，适用于痛风偏下肢症状者。

方法三 —— 点揉手背侧、合谷、阳溪、阳池穴以及手部小关节至腕关节，适用于痛风偏上肢症状者。

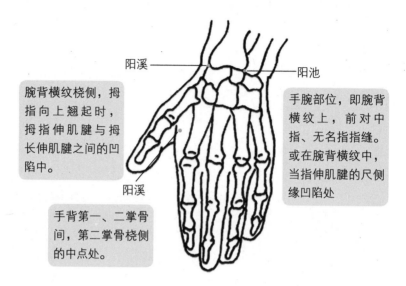

阳溪 —————— —————— 阳池

腕背横纹桡侧，拇指向上翘起时，拇指伸肌腱与拇长伸肌腱之间的凹陷中。

手腕部位，即腕背横纹上，前对中指、无名指指缝。或在腕背横纹中，当指伸肌腱的尺侧缘凹陷处

阳溪

手背第一、二掌骨间，第二掌骨桡侧的中点处。

### ▶ 阻止疼痛信号的上传

左脚、右脚神经感受器感觉到的刺激信号，都会通过脊髓等神经通路上传到大脑，从而使大脑产生感到疼痛的信号。左右两股信号之间是会产生竞争的，也就是说，谁的信号强，谁就更容易传到大脑处被大脑所感知。因此，当左脚痛时，大力刺激右脚，右脚的信号就会盖过左脚，使疼痛的感觉明显减轻。

此外，按压右脚的穴位，还会使大脑释放出内啡肽这类镇痛物质，同样能使疼痛减轻。

### ▶ 消炎

按压另一边的穴位，还能够使人体释放出内源性的激素，激素这东西相信大家都有所耳闻，有相当的控制炎症的效果。

## 多喝水

痛风的时候还有一个很重要的治疗措施：多喝水，喝得越多越好。

多喝水的好处是能够稀释血中的尿酸钠盐浓度，这样可以使原先沉积在关节处的尿酸钠盐又重新溶解。

# 糖尿病

糖尿病是在遗传、肥胖、体力活动减少、长期情绪紧张、饮食结构不合理等一种或多种因素的长期作用下，体内胰岛素的分泌绝对或相对不足，引起糖、脂肪、蛋白质代谢紊乱，血糖浓度失控的一种内分泌性疾病。

**临床表现**

糖尿病的典型症状有多饮、多尿、多食和体重减轻。但很多患者会出现疲乏无力、出汗异常、视力下降、视物不清、外阴瘙痒、皮肤瘙痒干燥、四肢酸痛麻木、伤口愈合缓慢、男性性功能减退、女性月经不调等非典型症状，而这些症状很容易同其他疾病相混淆，以致耽误了最佳治疗的时机。

糖尿病作为一种慢性疾病并不可怕，可怕的是糖尿病所导致的并发症，而这正是导致糖尿病致死率和致残率增高的最主要的原因。糖尿病并发症可分为急性并发症和慢性并发症。急性并发症有糖尿病酮症酸中毒、非酮症性高渗性昏迷、糖尿病乳酸酸中毒、低血糖昏迷等。慢性并发症主要有高血压、高脂血症、冠心病、脑血管病、骨质疏松、神经病变、下肢血管病变、糖尿病性肾病、视网膜病变等。

**疾病鉴别**

糖尿病应与脑出血、脑肿瘤、脑外伤、颅骨骨折、慢性肾炎、肾病综合征、甲状腺功能亢进症、肾上腺皮质激素亢进等病症相鉴别。

## 中医疗法

### 按摩疗法

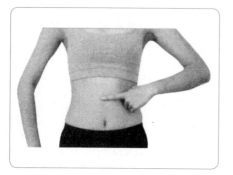 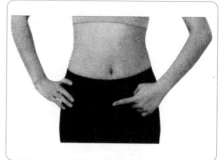

| 按摩部位 | 中脘 | 按摩手法 | 一指禅推法 |
|---|---|---|---|
| 按摩时间 | 1分钟 | 按摩力度 | 适度 |

| 按摩部位 | 中级 | 按摩手法 | 一指禅推法 |
|---|---|---|---|
| 按摩时间 | 1分钟 | 按摩力度 | 重 |

关元

位于下腹部，前正中线上，当脐中下3寸。

### 刮痧疗法

**对症取穴**

背部：大椎、肺俞、肝俞、脾俞、肾俞、命门
胸腹部：中脘、关元
上肢部：鱼际、太渊
下肢部：三阴交、太溪、太冲

中脘

前正中线上，脐中上4寸。

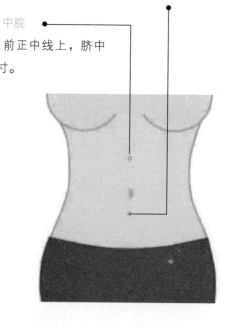

| 时间 | 运板 | 次数 |
|---|---|---|
| 30分钟 | 推刮法 | 50次 |

# 食疗锻炼按摩，防治"糖尿病"不能只靠吃药

由于健康意识的提高和医学的发展，现在很多糖尿患者都是在早期就已经被诊断出来了。治疗糖尿病除了服药以外，还需改善饮食和生活习惯。

▶ **饮食疗法**

> 一定要低糖、低脂饮食。
>
> 少吃点糖这很好理解，为什么还要求低脂呢？
>
> 科学研究发现，高脂肪可能会对胰岛细胞直接产生毒害，所以少吃些脂肪，有利于病情的控制。
>
> 脂肪和糖，进入到人体后都会转化为能量，Ⅱ型糖尿患者本身就有胰岛素抵抗，也就是说细胞已经抗拒能量的接收了，既然如此，减少能量的摄入就是理所当然的解决之道了。
>
> 少吃点糖可以减少能量摄入，少吃些脂肪，同样可以减少能量的摄入。
>
> 所以糖尿患者要坚持低脂饮食也就很好理解了。

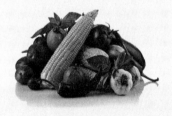

▶ **体育锻炼**

> 体育锻炼可不能三天打鱼，两天晒网，而是应该每天进行，每天至少运动15分钟，运动的方式可以是五花八门，完全由各人喜好了，但一定要达到出汗的程度，否则效果只会大打折扣。

▶ 穴位按摩

糖尿病一定要早期发现，长期治疗，生活规律，并重视饮食控制。下面给大家介绍几个辅助治疗糖尿病的穴位，坚持按摩并配合口服降糖药物，有利平稳控制血糖。

然谷穴——降血糖。

然谷是肾经气血流经的部位。它的位置在足内侧，先找到足内踝尖前下方一块隆起的骨头，这个粗隆的下方就是然谷。每晚洗完脚用拇指用力点揉然谷，直到有明显的酸胀感为止，坚持每天按揉可以起到很好的降糖作用。

鱼际穴——缓解烦渴。

上消跟肺阴不足、肺热有关。鱼际属手太阴肺经穴，位于第一掌骨中点桡侧，赤白肉际处，掐鱼际可清肺热、利咽喉。

内庭穴——控制食欲。

内庭位于足背第二、三趾间缝纹端，用食指和拇指放在脚面和脚底，上下对掐揉内庭，可清胃泻火、控制食欲、治疗口气重、便秘、打呼噜、磨牙、胃火牙痛等。

关元穴——缓解尿多。

双手搓热后快速按摩关元可滋补肾阴、培元固本、补益下焦。关元位于腹部正中线脐下3寸，即四横指处。

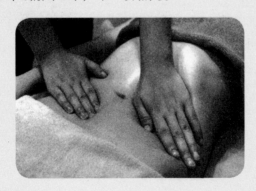

## 第五节
# 生殖系统疾病的疗法

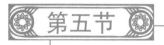

### 滴虫阴道炎

滴虫阴道炎是由阴道毛滴虫感染所致的阴道炎症。阴道毛滴虫可寄生于女性外阴皮肤的皱褶处以及子宫颈管内，也可侵入肾盂、膀胱、尿道等处，甚至在男性的前列腺、包皮的皱褶处也有滴虫的存在。其可通过性生活传播，也可通过浴盆、便盆、公共浴池等间接接触传播。

**临床表现**

临床主要表现为白带增多，呈泡沫状，色灰黄或黄绿，有腥臭味，常伴有外阴瘙痒、灼痛、性交痛等。若炎症累及尿道、膀胱，可出现尿频、尿急，尿痛等症状。少数患者的阴道内虽有滴虫存在，却无炎症反应，我们称为带虫者。这可能与阴道内环境暂时不适合滴虫的生长有关。但是当阴道内环境发生改变（如月经后、妊娠期、产后及流产后），有利于滴虫生长时，就可能会引发滴虫阴道炎。

## 念珠菌阴道炎

念珠菌阴道炎是由念珠菌（以白色念珠菌最为多见）感染引起的阴道炎症。它可潜伏于肠道、口咽、皮肤以及阴道黏膜上。在正常情况下，它能与人体和平相处，并不会引起疾病。当人体抵抗力下降，或阴道内糖原增多、酸性增强时，就会使其大量繁殖而引起感染。此病多见于妊娠女性、糖尿病患者、长期应用免疫抑制药治疗或者大量使用抗生素的患者。当然，白色念珠菌也可以通过公共浴池、浴巾、医疗器械等途径间接传播。

### 临床表现

临床主要表现为外阴剧烈瘙痒，白带呈豆腐渣样或乳凝块状，患者常不自觉地抓挠，因此会导致外阴红肿、溃烂。但有些患者的瘙痒感并不明显，而是呈现大量的水样白带或无任何临床表现。

## 慢性宫颈炎

慢性宫颈炎可继发于急性宫颈炎之后，也可由机械性的刺激（如分娩、上节育环、过频或习惯性流产损伤宫颈后，病原体侵入而引起感染）、性生活过早、性生活卫生意识不强等引起。

### 临床表现

临床主要表现为白带增多，常呈乳白色黏稠状或淡黄色脓性。由于分泌物黏稠，不利于精子通过子宫腔，故可能造成不孕。若炎症波及膀胱，可出现尿急、尿频。若炎症扩散至盆腔时，可致下腹坠痛或腰骶部酸痛，有时可向上腹、大腿及髋关节等处放射，每于经期、排便或性生活时加重。若慢性宫颈炎伴有息肉形成，可出现血性白带、不规则阴道出血或性交后出血。

妇科检查时可见宫颈有不同程度的糜烂、肥大、充血、水肿，有时可见息肉及宫颈腺囊肿。

## 慢性盆腔炎

慢性盆腔炎是盆腔生殖器官及周围结缔组织、盆腔腹膜所致的慢性炎症。其致病因素很多，主要有产后感染、经期卫生不良、不洁性交和邻近器官炎症的直接蔓延（如阑尾炎、腹膜炎等）等。

### 临床表现

慢性盆腔炎的表现多样，比如，若炎症形成瘢痕、粘连或盆腔充血时，可致下腹部坠胀、疼痛或腰部酸痛，常在劳累、性交后、排便时及月经期前后加重；若盆腔出现淤血，可致月经增多；若卵巢功能受到损害可致月经过频、经期延长；若输卵管出现粘连阻塞可致不孕；若膀胱和直肠周围出现粘连，可致尿频或大、小便坠胀感。

### 日常保健

◎保持会阴部的清洁，避免致病菌侵入。①每晚用清水清洗外阴，并做到专人专盆。②清洗时要先洗外阴再洗肛门，以免将肛门口的细菌带入外阴。③清洗时勿将手指或毛巾伸入阴道内。④大便后要注意手纸要由前往后擦拭，以免把肛门口的病原菌带入阴道。⑤内裤要宽松、柔软、透气，每天都要换洗，并在阳光下晒干。⑥患有滴虫阴道炎、真菌阴道炎的患者应将内裤放到煮沸的开水里烫10分钟，以起到杀菌作用。

◎外阴瘙痒的处理。外阴瘙痒可由各种原因引起，治疗时要首先查明原因，然后做相应的处理。比如，对于糖尿病、白血病、慢性湿疹、滴虫阴道炎等疾病所致的外阴瘙痒，首先必须针对原发病进行治疗；对于外阴不洁所致的外阴瘙痒，要注意外阴部的清洁；对高锰酸钾、卫生巾、避孕器具等过敏所致的外阴瘙痒，要避免与其接触，需要强调的是，患者不要用搔抓、摩擦、热水洗烫等方法来止痒，也不要用碱性肥皂洗浴，以免加重病情。

◎慎用阴道洗液。女性的生殖系统有一套比较完善的自然防御功能。女性的白带使阴道内环境呈酸性，各种适于碱性环境中生存的致病菌，就无法在阴道内生长繁殖。所以，我们在没有用药指征的情况下没有必要使用洗液冲洗阴道。若为治疗阴道炎症而使用阴道洗液时，待疾病痊愈后就要停用，绝不可作为日用品长期使用。

◎使用高锰酸钾的四大注意事项。①高锰酸钾对于链球菌、葡萄球菌、大肠埃希菌等细菌感染引起的阴道炎，以及由阴道毛滴虫感染引起滴虫阴道炎能起到辅助治疗作用。②高锰酸钾不适用于念珠菌阴道炎。③自行配制高锰酸钾溶液时，一定要使用凉开水，若水温偏高会使其分解失效。④配好的水溶液只能保存2个小时左右。若其变为紫色时说明它已经失效。

◎性生活卫生。对于非性传播疾病所致的妇科炎症，治疗时不必完全禁止性生活，但需要注意以下四点。①妇科炎症急性发作时杜绝性生活。②杜绝不洁性生活或性生活过于频繁。③身体状况不佳、过度劳累时应避免性生活。④丈夫在性生活中动作宜缓慢，且插入不宜过深，以防撞击女方深部组织，引起疼痛和不适。

# 月经失调

月经失调，也称月经不调，是指月经的周期、持续时间、量出现异常的一类疾病。包括月经先期、月经后期、月经无定期、经期延长、月经过多、月经过少、闭经、痛经等。

## 月经过多

**概述**

月经过多，常表现为经期大量出血。但是，有的患者在每次行经的时候，出血量并不是很多，但经期却很长，或者出现不规则的多次出血，造成出血总量增多，这些情况都属于月经过多。

病理因素：月经增多见于盆腔炎、宫颈炎、宫颈癌、子宫肌瘤、慢性子宫内膜炎、子宫内膜异位症等妇科疾病。此外，血友病、血小板减少性紫癜、再生障碍性贫血等疾病会累及凝血功能而致月经过多。

其他因素：经期剧烈运动，或食用辛辣食物，或用力捶打腰背，会增加盆腔充血，可导致月经增多；经期劳累过度，可导致月经量增多；分娩后或流产后的第一次月经量可能偏多；经期使用某些药物（如激素、抗凝血药物等）会造成月经增多；置环后可能引起月经过多；异位妊娠（宫外孕）、葡萄胎等异常妊娠会引起月经增多。

## 月经过少和闭经

**概述**

月经过少是指月经的周期正常，但每次月经的持续时间少于3天，经血量不超过20毫升。闭经是指月经闭止不行，分为原发性和继发性闭经。原发性闭经是指年过18周岁仍无月经来潮，多由内外生殖器异常（如处女膜闭锁、先天性无子宫、先天性无卵巢、卵巢发育不良等）引起。继发性闭经是指既往有过正常月经，但因某种原因月经停止6个月以上者。引起月经过少和闭经的原因很多。如宫腔炎症、子宫内膜结核、多次刮宫后可致子宫内膜受损而引起月经减少，甚至闭经；肺结核、慢性肝炎、严重贫血、肾衰竭、甲状腺功能亢进症等病症会导致内分泌功能失调，月经量常随着病情的加重而减少；垂体肿瘤、空蝶鞍综合征可影响促性腺激素的分泌而致闭经；营养不良、过度节食减肥可致雌激素合成障碍而出现月经减少，甚至闭经；心情抑郁、过度悲伤、经期过食生冷之物后可致下丘脑功能失调而引起月经减少，甚至闭经。

## 痛经

**概述**

在临床上，我们常将痛经分为原发性痛经和继发性痛经。原发性痛经是指生殖器官无病变而出现的痛经，多见于青春期少女、未婚及已婚未育者。其病因目前尚未完全明了，可能与精神紧张、子宫痉挛、经血不畅、经期受寒等因素有关。疼痛常发生于下腹部，表现为胀痛、隐痛、坠痛、绞痛等，有时可放射到上腹、腰背、会阴、大腿等处。痛经常于月经前1～2天或来潮后第1天开始，一般持续0.5～2小时，后转为阵发性疼痛，一般在12～24小时后消失，有的可持续2～3天。此外，患者还可出现腰酸、头痛、胃痛、头晕、乳胀、便秘、腹泻、尿频、失眠等症状，严重者可出现恶心、呕吐、面色苍白、手足冰冷等症状，甚至发生晕厥。继发性痛经是由生殖器官病变引起的，如盆腔炎、子宫内膜异位症、子宫内膜下肌瘤等，这种情况只要去除原发疾病，痛经也就消除了。

● 日常保健

◎注意经期保暖。若经期受寒会影响盆腔的血液循环，进而引起痛经或月经量减少。而且，在行经期间，女性身体的抵抗力也会降低，受凉后容易感染疾病。因此，女性在经期必须要注意保暖。比如，不要用冷水洗头、洗澡和洗足；避免淋雨、涉水作业；不要坐在潮湿阴凉之处以及空调、电扇的风口；小腹部受凉时，可用热水袋敷于腹部。

◎进行适量的体育锻炼。对于多数女性来说，经期进行适量的锻炼，可减轻盆腔充血，缓解经期所带来的不适感。在月经期进行锻炼要注意以下四点。①避免参加剧烈的、震动大的活动，如跳高、跳远、快速跑等。②避免增加腹压的力量练习，如举重、哑铃等，以免引起经期流血过多或子宫位置的改变。③在经期锻炼的时间可缩短些，速度可放慢些。④对于有严重痛经、月经周期过长、经血量过多以及有妇科炎症的女性，在经期应停止锻炼。

◎经期避免盆浴。在月经期间，子宫内膜脱落，宫腔留有创面，而且子宫口又处于微开状态，这时盆浴易使污水及阴道中的病原菌经宫颈管上行至宫腔而引起感染，所以这一期间要禁止盆浴。

◎禁止经期性生活。经期过性生活，不但会使月经量增多，经期延长，而且病原菌也会趁机进入生殖道，容易造成生殖器官的炎症。

# 中医疗法

## 按摩疗法

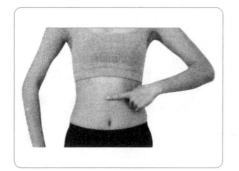

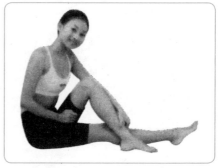

| 按摩部位 | 气海 | 按摩手法 | 摩法 |
|---|---|---|---|
| 按摩时间 | 2分钟 | 按摩力度 | 适度 |

| 按摩部位 | 三阴交 | 按摩手法 | 指压 |
|---|---|---|---|
| 按摩时间 | 3分钟 | 按摩力度 | 适度 |

## 刮痧疗法

刮拭部位选取背部肝俞穴、脾俞穴、腹部的天枢穴、归来穴，下肢的太冲穴，采取面刮法，每穴刮拭40下，每天1次，5次为1个疗程。

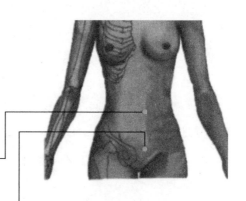

**天枢**

平脐中，距脐中2寸处。

**归来**

下腹部，当脐中下4寸，距前正中线2寸。

**太冲**

脚背部第一、二跖骨结合部之前凹陷处。

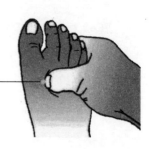

# 子宫肌瘤

子宫肌瘤是一种常见的妇科良性肿瘤，多见于40～50岁的人群。其确切的病因不明，目前认为与体内雌激素水平过高有关。我们知道，子宫壁从内向外可分为黏膜层、肌层、浆膜层，根据这一构造，可将子宫肌瘤分为黏膜下肌瘤、肌壁间肌瘤、浆膜下肌瘤。

## 临床表现

该病的临床表现主要取决于肌瘤的大小和所处的位置。若子宫肌瘤很小，一般不会产生症状；肌壁间肌瘤可致月经过多、经期延长或缩短；黏膜下肌瘤可引起月经过多、经期延长；若肌瘤压迫膀胱、尿道或直肠，可致尿频、排尿困难、尿潴留或便秘等症状；若肌瘤压迫输尿管，可引起肾盂积水、肾盂肾炎；若肌瘤压迫盆腔的血管及淋巴管，可引起下肢水肿；若肌瘤发生退行性变，或浆膜下肌瘤出现扭转时，可引起剧烈腹痛；若子宫肌瘤改变了宫腔的形态，或由于肌瘤阻碍受精卵着床，或由于子宫肌瘤并发卵巢功能失调时，则可造成不孕。

## 疾病鉴别

子宫肌瘤应与卵巢囊肿、宫肉瘤、宫颈癌、子宫肥大症、子宫腺肌病、子宫内膜异位症、盆腔炎性肿块、慢性子宫内翻等疾病相鉴别。

# 中医疗法

## 治疗方法

1.如果妇女在妊娠期间，子宫肌瘤不超过3个月，并且没有明显症状，可以不必治疗，但须定期检查。

2.如果妇女在妊娠期间，子宫肌瘤发现时间长于3个月，临床症状显著，严重影响到患者健康时，需要进行手术切除。

3.月经过多时，可服中药进行治疗。

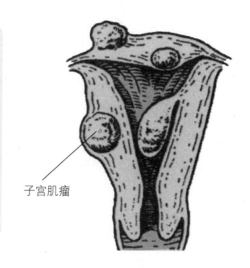

子宫肌瘤

## 按摩疗法

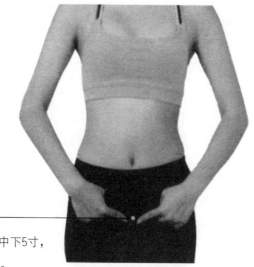

天枢

下腹部，当脐中下5寸，前正中线旁开0.5寸。

| 按摩部位 | 横骨 | 按摩手法 | 按揉 |
|---|---|---|---|
| 按摩时间 | 1分钟 | 按摩力度 | 适度 |

# 乳腺增生

乳腺增生是指乳腺组织的增生性改变。在正常情况下，女性在每个月经周期里，乳房中的腺泡、腺管和纤维组织都要经历一次增生和复原的过程，这是一种正常的生理变化，在增生期有些人可能出现乳房胀痛，或触到乳腺有些增厚，特别是在经前期更为明显，但在经期过后上述现象就可自行消退。这种生理性的乳腺增生大多可自愈，有的是在妊娠、哺乳后症状可完全消失，有的则在绝经后自愈。但是，当机体在某些因素的作用下（如工作过于紧张、高龄未婚、多次人流、不愿生育、产后不哺乳、滥用避孕药等），就会导致乳房本来应该复原的增生组织得不到复原或复原不全，久而久之形成病理性的乳腺增生。

## 临床表现

乳腺增生主要表现为乳房疼痛、乳房肿块及乳头溢液等。乳房疼痛常于月经前数天出现或加重，表现为一侧或双侧乳房的胀痛、刺痛或刀割样疼痛，有时疼痛可向前胸、侧胸和腋下放射，直到月经来潮后，疼痛可逐渐减轻或消失。少数患者会出现无周期性的乳房持续性疼痛，有时连衣服摩擦、胸罩压迫都会引起剧痛，尤其在上肢用力后更加明显。乳房肿块也有随着月经周期而变化的特点，月经期前肿块增大变硬，月经来潮后肿块缩小变软。肿块好发于乳房外上象限，呈片块状、结节状、条索状等，质地中等或稍硬，活动性好，与周围组织无粘连。少数患者可出现乳头溢液，多呈淡黄色或淡乳白色，也有部分患者经挤压乳头可见乳头溢液。

◎选择合适的文胸。①文胸以柔软、透气好、吸湿性强的棉制品为好。②文胸一定要以合体、舒适（即紧裹乳房，但不感到压迫，也不觉得松弛）为原则。③文胸的吊带要略宽一些，使它能够更好地分担乳房的重量，穿戴时不要束缚过紧。③睡觉时要解去文胸，使乳房和胸背部肌肉得到放松，以利于局部的血液循环。

◎保持良好的生活方式，从根本上阻止病情的进一步发展。如调整生活节奏，减轻各种压力，调整心理状态；生活要有规律，劳逸结合；保持性生活和谐；饮食应定时定量，并坚持低脂饮食；养成不嗜烟酒、适量运动的良好习惯。

◎慎用雌激素类药品或保健品（如蜂胶等）。服用雌激素类药品或保健品的确能延长女性的"青春期"，但是雌激素的作用时间过长，就会增加乳腺导管上皮细胞的异常增生，甚至会增加乳腺癌变的危险性。

## 中医疗法

### 按摩疗法

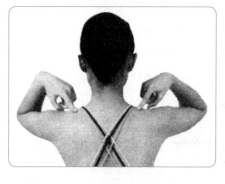

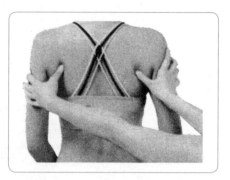

| 按摩部位 | 肩井 | 按摩手法 | 拿法 |
|---|---|---|---|
| 按摩时间 | 3分钟 | 按摩力度 | 适度 |

| 按摩部位 | 天宗 | 按摩手法 | 点按 |
|---|---|---|---|
| 按摩时间 | 2分钟 | 按摩力度 | 适度 |

## 耳压疗法

将中药王不留行用胶布贴在耳穴的相对应位置，每日按揉数次。

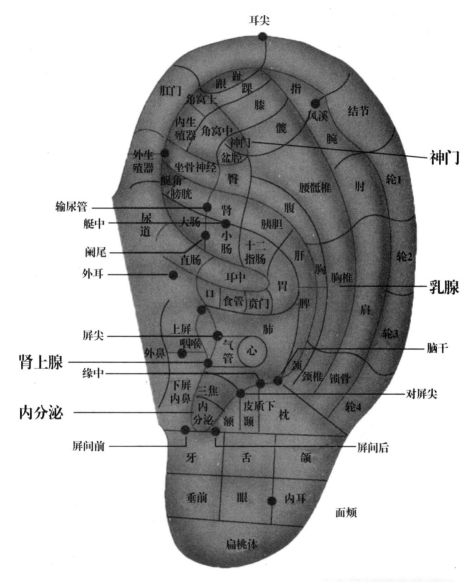

**对症取穴**

乳腺、内分泌、皮质下、肾上腺、神门。

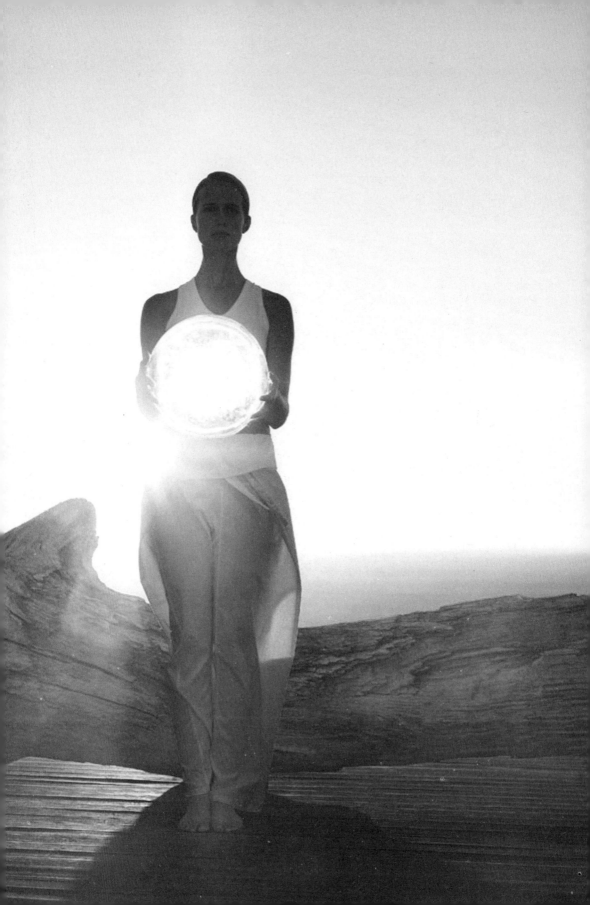

# 慢性前列腺炎

慢性前列腺炎好发于20～40岁的男性青壮年。其病因目前仍不明确，一般认为大多数患者未曾经历过明确的急性阶段，少数由急性前列腺炎未能彻底治愈而迁延所致。此外，前列腺充血、下尿路梗阻、会阴及尿道损伤、邻近器官的炎症病变波及前列腺及全身抵抗力下降也是造成慢性前列腺炎的原因。

## 临床表现

慢性前列腺炎的症状复杂多样，有的患者表现为会阴、睾丸、阴茎、肛周、小腹、腹股沟、腰骶部、大腿内侧的疼痛感，有时可放射至肩背部和上腹部。但多数患者的疼痛感并不剧烈，部分患者仅表现为不适感。有的患者可出现尿频、尿急、尿细、尿痛、排尿滴沥不清等症状。大便后尿道口有少许白色分泌物溢出，少数患者在晨起时发现尿道口有黏液、黏丝或脓性分泌物附着。有的患者会出现早泄、遗精、阳痿或性欲减退等症状，部分患者表现为射精痛和血精。有的患者会出现失眠、多梦、乏力、头晕、情绪低落、记忆力减退等症状。需要说明的是，慢性前列腺炎的症状虽多，但不是每个患者都存在所有的典型症状，一般以某方面症状为主，兼有其他一两项症状。另外，症状轻重常与患者的精神状态有关，如患者情绪抑郁、思想负担较重则会加重上述症状。

## 中医疗法

### 按摩疗法

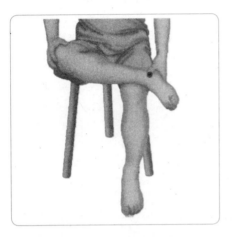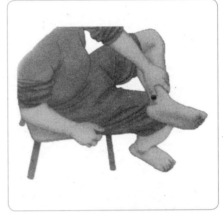

| 按摩部位 | 中封 | 按摩手法 | 指压 |
|---|---|---|---|
| 按摩时间 | 3分钟 | 按摩次数 | 3 |

| 按摩部位 | 水泉 | 按摩手法 | 指压 |
|---|---|---|---|
| 按摩时间 | 2分钟 | 按摩次数 | 3 |

### 刮痧疗法

**对症取穴**

腰背部：肾俞、膀胱俞
腹部：水道、归来
下肢部：复溜、太溪

| 时间 | 运板 | 次数 |
|---|---|---|
| 30分钟 | 简刮法 | 50次 |

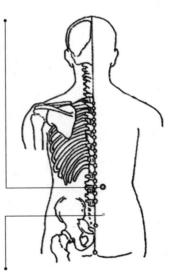

肾俞

腰部，当第二腰椎棘突下，旁开1.5寸。

膀胱俞

背部中线旁开1.5寸，平第二骶后孔。

# 前列腺增生

前列腺增生的病因尚不十分清楚，可能与性激素失调有关。

## 临床表现

早期症状多表现为尿意频繁、夜尿增多、排尿迟缓、有尿不尽之感。随着病情的发展，患者会出现排尿费力、尿线变细、射程变短、尿后滴沥，排尿时间延长等症状。严重者可出现尿潴留或尿失禁。若并发尿路感染，可出现尿频、尿急、尿痛等，甚至出现血尿。前列腺增生晚期可累及肾而导致肾积水或肾功能不全。

## ●日常保健

◎忌辛辣刺激食品和酒类。虽然酒类和辛辣刺激之物不是导致前列腺疾病的直接因素，但它们对前列腺的确有刺激作用，可引起前列腺充血，加重排尿不畅，甚至可引起急性尿潴留，所以患者要忌食这类食物。

◎性生活与前列腺疾病。不少患者担心性生活时会将病原体传染给配偶，或者加重前列腺疾病。其实，这种想法是错误的。因为性生活时，射精会使前列腺液排入尿道，使前列腺肿胀的程度得到减轻，而长时间拒绝性生活，前列腺液就会积聚在前列腺内，这为病原体的生长繁殖提供了良好的环境和媒介。因此，从这个角度来讲，性生活有利于前列腺的健康。但患者应注意以下三点：①避免性生活过频，性交被迫中断，或过多手淫等行为。②对于由淋球菌、大肠埃希菌等致病菌感染所致的慢性前列腺炎，其发病期具有一定的传染性，此时过性生活时应用避孕套或经治疗后再进行性生活。③若反复出现性交痛或射精痛，这时应禁止性生活，等到症状缓解后再予以恢复。

# 中医疗法

## 刮痧疗法

### 对症取穴

背部：肾俞、膀胱俞
腹部：气海、中级
下肢部：三阴交、太溪

| 时间 | 运板 | 次数 |
|------|------|------|
| 20分钟 | 平刮法 | 40次 |

## 贴敷疗法

### 对症取穴

神阙穴

药物

大蒜瓣3枚，栀子3枚，净芒硝3克。

操作方法

把栀子研磨成粉，加入大蒜和芒硝捣烂成泥状。把药泥涂于患者肚脐中，用胶布贴紧，小便后去药。

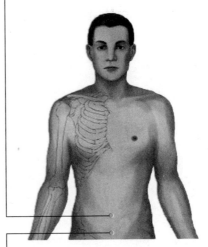

气海

位于体前正中线，脐下1寸半。

中级

下腹部，前正中线上，当脐中下4寸。

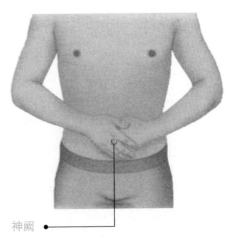

神阙

在肚脐正中取穴即可。

## 第六节

# 骨络系统疾病的疗法

# 风湿性关节炎

风湿性关节炎是一种与A型溶血性链球菌感染有关的变态反应性疾病。该病以成人较为多见，受累关节以大关节为主。开始时常侵犯膝关节和踝关节，其次为肩、肘和腕关节，而手、足小关节受累者极为少见。

### 临床表现

风湿性关节炎在急性发作期间，受累关节处可出现明显的红、肿、热、痛和活动受限，还可伴有发热、咽痛、心慌、红细胞沉降率增快等表现。急性期过后，关节功能可恢复，不会遗留关节强直或畸形。若转为慢性，受累关节多呈现酸痛，或表现为游走性窜痛。在受寒、受潮或上呼吸道感染后，关节疼痛可加重。需要特别说明的是，风湿性关节炎如治疗不及时，反复发作，最终可累及心脏，导致风湿性心脏病的发生。

## 中医疗法

治疗风湿性关节炎的中草药，按其主要功用分以下几类：

（1）疏散风邪：独活、羌活、防风、麻黄。

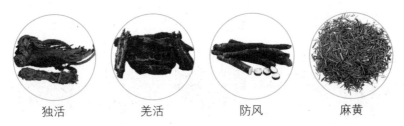

独活　　　　羌活　　　　防风　　　　麻黄

（2）温经散寒：熟附子、川乌、草乌、桂枝、细辛。

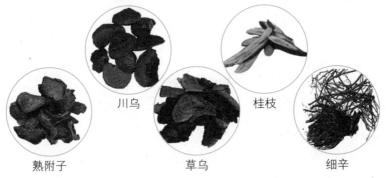

川乌　　　　　桂枝

熟附子　　　　草乌　　　　细辛

（3）除湿蠲痹：苡仁、防己、苍术、萆、蚕沙、木瓜、茯苓、猪苓、泽泻、滑石。

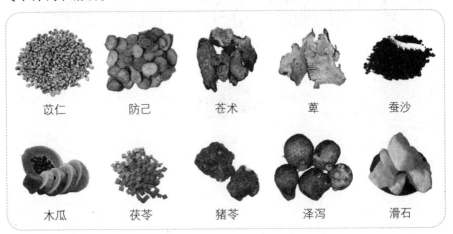

苡仁　　　防己　　　苍术　　　萆　　　蚕沙

木瓜　　　茯苓　　　猪苓　　　泽泻　　　滑石

（4）清热通痹：知母、黄柏、石膏、银花、连翘、板蓝根、青叶、忍冬藤、生地、赤芍、丹皮。

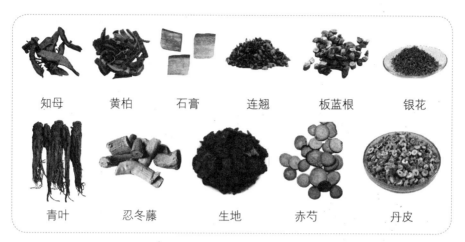

知母　黄柏　石膏　连翘　板蓝根　银花

青叶　忍冬藤　生地　赤芍　丹皮

（5）通经活络：茜草、络石藤、忍冬藤、秦艽、松节、伸筋草、木瓜、海枫藤、千年健、透骨草、鸡血藤、穿山龙、姜黄。

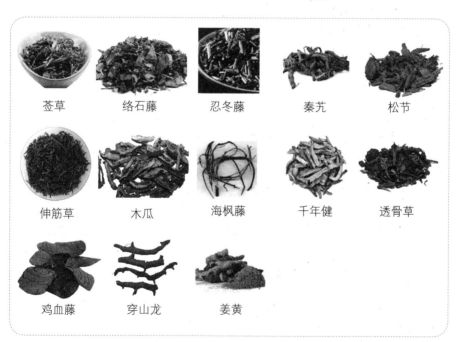

茜草　络石藤　忍冬藤　秦艽　松节

伸筋草　木瓜　海枫藤　千年健　透骨草

鸡血藤　穿山龙　姜黄

（6）搜风剔络：全蝎、蜈蚣、地龙、蕲蛇、乌梢蛇、穿山甲、土元、僵蚕、蜂房。

（7）活血化瘀：桃仁、红花、当归尾、赤芍、乳香、没药、五灵脂。

（8）化痰散结：半夏、茯苓、陈皮、制南星、白芥子、象贝。

（9）益气养血：黄芪、党参、当归、白芍、熟地、鸡血藤。

（10）补肾壮骨：熟地、补骨脂、骨碎补、淫羊藿、狗脊、续断、杜仲、桑寄生、牛膝、仙灵脾、鹿茸、山萸肉、女贞子、旱莲草。

**食疗**

❶风湿活跃，关节红肿热痛时，要忌吃辛热燥火的姜、辣椒、葱、羊肉、狗肉之类。风湿性关节炎药膳在临床治疗过程中，辩证施食，风寒湿痹应祛风除湿、温经通络，多食如黑豆、葱、姜、胡椒、黄鳝、蛇肉、狗肉、羊肉等，慎食滋腻碍湿食物如猪脂、蟹肉等。

❷湿热痹者食有助于清热除湿宣痹的食物，如豆芽、赤小豆、莲子、平菇、冬瓜、丝瓜、薏米、绿豆等；忌食辛辣温燥之品，如葱姜、胡椒、牛羊肉等。食物在给人体提供营养的同时，如果烹饪得当，又起到治疗疾病的作用，即食疗作用。

❸凡用于食疗的食品，一般不应采用炸、烤、熬、爆等烹调方法，以防止其有效成分过多地被破坏，或使其性质发生改变而失去食品对疾病应有的作用。食疗食品应该采用蒸、炖、煮、煲汤等方法。进行食疗应少量多餐，细水长流，不可一次食用过多，以免损伤脾胃功能。

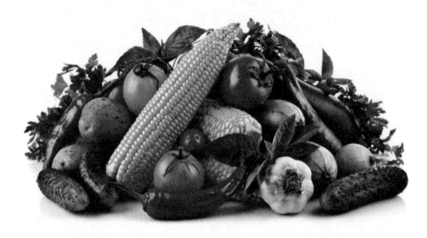

# 类风湿关节炎

类风湿关节炎是以关节滑膜炎为特征的慢性全身性炎性疾病，它属于自身免疫性疾病。若滑膜炎反复发作，就会使骨和关节软骨的结构遭到破坏，关节的功能也会出现障碍，甚至造成残疾。受寒、受潮、疲劳、外伤、感染、营养不良等因素虽为本病常见的诱发因素，但部分患者在发病时无明显诱因可查。

## 临床表现

类风湿关节炎主要表现为对称性小关节炎，以手、腕、足等关节最常受累，其次为肘、肩、踝、膝、颈、髋等关节。初发时患者常出现低热、疲倦乏力、体重减轻、食欲不振和手足麻木、刺痛等前驱症状，持续几周到几个月不等，继而出现1～2个关节的疼痛和僵硬，僵硬在晨间较为明显，可持续几小时，接着出现关节的肿大和疼痛，常从四肢远端小关节开始，以后逐步累及大关节。病痛多呈游走性，常是一对关节炎症尚未完全缓解，而另一对关节又开始出现症状，并且反复发作。随着病情的发展，部分患者会出现关节以外的表现，如心包炎、心肌炎、肺纤维化、胸膜炎、脾大、巩膜炎、虹膜炎、脉络膜炎等。

## 疾病鉴别

类风湿关节炎应与痛风、硬皮病、皮肌炎、增生性骨关节炎、风湿性关节炎、结核性关节炎、强直性脊椎炎、银屑病性关节炎、系统性红斑狼疮等疾病相鉴别。

## 中医疗法

一般分为风证、寒证、湿证及热证4型。

### 一、风证

### 症状

肢体关节疼痛，游走不定，发病初期肢节亦红亦肿，屈伸不利，或恶风，或恶寒。

### 治法

选穴　膈俞、血海。

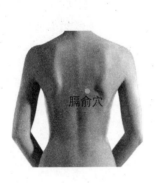
膈俞穴

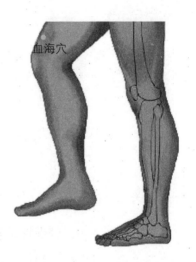
血海穴

定位　膈俞：在背部，当第七胸椎棘突下，旁开1.5寸由平双肩胛骨下角之椎骨（第七胸椎），其棘突下缘旁开约2横指（食、中指）处为取穴部位。

血海：屈膝，在大腿内侧，髌底内侧端上2寸，当股四头肌内侧头的隆起处(坐位，屈膝成90°，医者立于患者对面，用左手掌心对准右髌骨中央，手掌伏于其膝盖上，拇指尖所指处为取穴部位。

**疗法**

单纯拔罐法。各穴拔罐后留罐10分钟，每日1次，5次为1疗程。

## 二、寒证

**症状**

肢体关节紧痛不移，遇寒痛增，得热痛减，关节屈伸不利，局部皮色不红，触之不热。

**治法**

选穴 关元、肾俞。

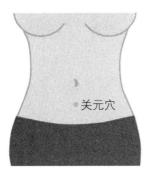
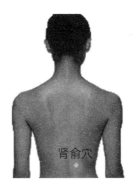

定位 关元：在下腹部，前正中线上，当脐中下3寸。

肾俞：在腰部，第二腰椎棘突下，旁开1.5寸与肚脐中相对应处即为第二腰椎，其棘突下缘旁开约2横指（食、中指）处为取穴部位。

**疗法**

针刺后拔罐。先用毫针刺人，得气后留针10分钟，出针后，再进行拔罐，留罐10分钟，起罐后加温和灸10分钟，以皮肤潮红、人体感觉舒适为度，隔日1次，5次为1疗程。

## 三、湿证

**症状**

肢体关节重着、疼痛、肿胀，痛有定处，手足沉重，活动不便，肌肤麻木。

**治法**

选穴　足三里、三阴交。

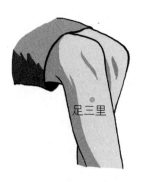

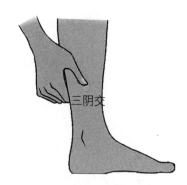

定位　足三里：在小腿前外侧，当犊鼻下3寸，距胫骨前缘一横指（中指）站位，用同侧手张开虎口围住髌骨上外缘，余4指向下，中指尖处为取穴部位。

三阴交：在小腿内侧，当足内踝尖上3寸，胫骨内侧缘后方(以手4指并拢，小指下边缘紧靠内踝尖上，食指上缘所在水平线在胫骨后缘的交点，为取穴部位。

**疗法**

单纯拔罐法。各穴拔罐后留罐10分钟，每日1次，5次为1疗程。

# 颈椎病

颈椎病又称颈椎综合征，是由于颈部受风寒、外伤、老化及劳损（如反复落枕、睡眠姿势不当、长时间处于单一姿势等）等因素的影响，使颈部的椎间盘、关节、韧带等逐渐出现退行性的变化，继而出现颈椎骨质增生、韧带钙化、颈椎间盘突出、颈椎生理曲度改变等病理改变，而刺激或压迫了颈神经根、脊髓、椎动脉或颈部的交感神经等组织而出现的一种症状多样的症候群。

**临床表现**

1.颈椎病的主要症状是头、颈、肩、手臂酸痛，脖子僵硬，活动受限。颈肩酸痛可放射至头枕部和上肢，有的伴有头晕，重者伴有恶心、呕吐。肩背部有沉重感，上肢无力，手指发麻，肢体皮肤感觉减退，手握物无力。

2.当颈椎病累及交感神经时，可出现头晕、头痛、视力模糊、两眼发胀、发干、两眼张不开、耳鸣、耳堵、平衡失调、心动过速、心慌，有的甚至出现胃肠胀气等症状。有少数人出现大、小便失控，性功能障碍，甚至四肢瘫痪。

**疾病鉴别**

颈椎病需同肩周炎、心绞痛、风湿性关节炎、前斜角肌综合征、胸后骨甲状腺肿、梅尼埃病等疾病相鉴别。

## 中医疗法

颈椎病在治疗时的原则是行气活血，理筋整复。在使用推拿方法时要注意力度，缓慢柔和，以免动作过大产生其他伤害。

### 摇颈法

患者端坐，推拿者站立在患者身后，用一手扶住患者头顶，另一手托住其下颊，然后左右适度的环转摇动颈部。

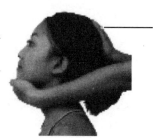

一手扶住患者头顶，患者头部保持微微抬起

### 刮拭部位及刮拭方法

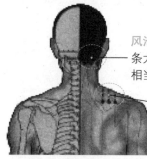

风池　后头骨下，两条大筋外缘陷窝中。相当于耳垂齐平。

肩井　大椎与肩峰端连线的中点，即乳头正上方与肩线交接处。

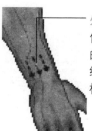

外关　在前臂背侧。当阳池与肘尖的连线上，腕背横纹上2寸，尺骨与桡骨之间。

### 拔罐方法

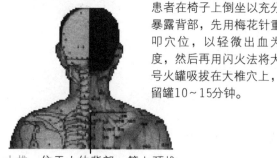

患者在椅子上倒坐以充分暴露背部，先用梅花针重叩穴位，以轻微出血为度，然后再用闪火法将大号火罐吸拔在大椎穴上，留罐10～15分钟。

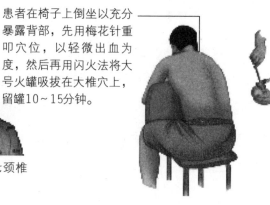

大椎　位于人体背部。第七颈椎与第一胸椎棘突之间即是。

## "不通则痛"，颈椎病经络按摩操

▶▶ 针灸常用的取穴

风池：胸锁乳突肌与斜方肌上端之间的凹陷中，平风府穴。

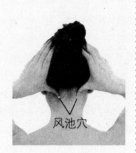

夹脊穴，尤其是退变椎间盘旁的夹脊穴：夹脊穴位于每个颈椎棘突两侧各旁开0.5寸处。如何定位退变椎间盘旁的夹脊穴呢？如果能做颈椎的MRI、CT那是最好的，如果没做，一般也容易找到，从上往下，一个个夹脊穴按压，一般来说按压最痛的那个就是退变椎间盘旁的夹脊穴了。

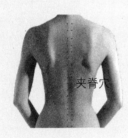

肩中腧：第七颈椎棘突下旁开2寸。

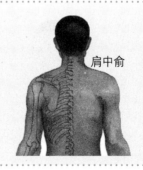

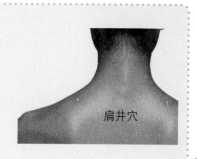

肩井：大椎与肩峰端连线的中点。

肩井穴

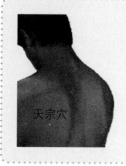

天宗穴

天宗：肩胛部，冈下窝中央凹陷处，与第四胸椎相平。

### ▶ 颈型颈椎病

这一型可以采用自己按摩穴位的方法，所有穴位都要按顺序按摩到，我将此称为"颈椎病经络按摩操"，具体如下。

首先以拇指按压两个风池穴，重按3~4下。

然后在最上面的颈夹脊穴到最后一个颈夹脊穴连成的线上，用拇指进行反复的滑动，按压5次。

接着重按两个肩中腧穴，每穴按5次。

再重按两个肩井穴，同样是5次。

最后按压两个天宗穴，次数一样。

这样一套动作下来，就叫作"颈椎病经络按摩操"了，从中医的角度说，这样能够疏通颈肩部的经络，使气血通畅，解决"不通则痛"的故障，疼痛自然就会消失。

# 腰椎间盘突出症

腰椎间盘突出症是由于腰椎间盘各部分（髓核、纤维环及软骨板），尤其是髓核，出现不同程度的退行性变化后，在外伤、劳损、长期震动、用力过度、不良体位等因素的作用下，导致纤维环破裂，使髓核从破裂之处突出（或脱出），造成脊神经根、脊髓等相邻组织受到刺激或压迫而产生的症候群。

## 临床表现

本病的典型症状是腰痛及下肢放射性疼痛。腰痛多表现为持续性钝痛，平卧位时减轻，站立时加剧。下肢放射性疼痛常在腰痛减轻或消失后出现。其多起于臀部，沿大腿后外侧、小腿外侧放射至足跟部或足背。疼痛可在某种姿势下或腹压增加（如咳嗽、打喷嚏、用力排便等）时加重。若椎管内的交感神经受到刺激，患者会出现下肢麻木及冷感。下肢麻木多与疼痛伴发，少数患者仅表现为麻木。此外，部分患者还可出现马尾神经症状，虽然临床上较少见，但后果很严重。患者表现为会阴部麻木、刺痛，女性可致尿失禁，男性可致阳萎，重者可出现大小便失禁及双下肢不全性瘫痪。

## 疾病鉴别

腰椎间盘突出症需同腰椎结核、腰椎管狭窄症、腰椎后关节紊乱、脊膜瘤及马尾神经瘤等疾病相鉴别。

## 中医疗法

### 徒手牵引

患者仰卧，双髋关节屈曲90°，然后弯曲双肘，双掌托住双髋，尽可能抬高腰椎，保持双腿伸直，头颈部紧贴地面。

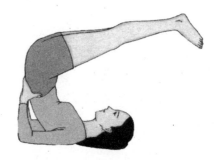

### 悬空牵引

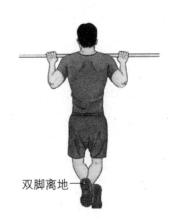

患者站在单杠下方，双手紧握单杠并使双脚离地，身体悬空。

双脚离地

### 骨盆牵引法

足跟一侧的床架可抬高15°，便于对抗牵引。

腰部和双腿都伸直

患者仰卧，在脚部那侧的支架上安装两个简易的滑轮，绳子一边系在患者腰部，一边下系10公斤左右的重物，以此达到伸展腰部的目的。

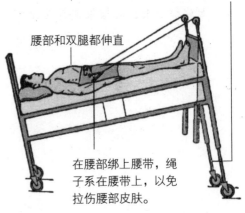

在腰部绑上腰带，绳子系在腰带上，以免拉伤腰部皮肤。

## "中西医"结合绿色疗法效果好

❶减轻椎间盘所受的压力，避免"饼馅"进一步突出。

❷尽快消除炎症。

❸使脊柱旁的肌肉尽量松弛，这样有两个好处：一是减轻椎间盘的压力，二是可以改善局部血液循环。

❹改善局部的血液循环。血液循环好，就意味着局部炎症所产生的各种物质能够尽快被运走，炎症就可以尽快消除。

❺止痛。

以下的治疗，都是遵循上几点原则进行的。

### ▶ 卧床休息

得了这个病，最好一天24小时都躺在床上。因为只要平躺着，腰椎间盘就不会受到压力，髓核也就不会再轻易往外突上加突，而且脊柱旁的肌肉也会慢慢地放松下来，其结果就是局部的血液循环也会得到改善，好处那是相当的多。一定要睡硬板床。

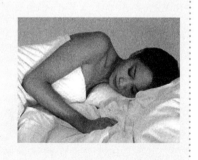

此病常用的穴位有以下几个。

大肠俞、腰眼：这两个穴位都在腰椎间盘的附近，按摩它们有相当的好处。

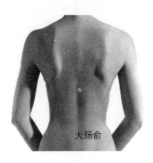

大肠俞

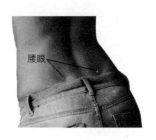

腰眼

刺激大肠俞、腰眼产生的内源性激素，也能够抑制腰椎间盘突出后引发的炎症，而且由于这个激素是人体自己产生的，剂量绝对在安全范围内。释放内源性镇痛物质。按摩这两个穴位，能够使人体释放出内啡肽、强啡肽，这些具有类似吗啡效果的物质，均能起到镇痛的作用。

按摩这两个穴位，好处是大大地有，只不过这两个穴位都在腰部，需要他人帮忙，如果要自己按摩方便的，则有以下几个穴位。

中脘、天枢：这两个穴位都在肚子上，患者平躺在床上没事干时正好可以自己按摩按摩，按摩的方法是轻轻向下按，反复多次，按得越多越好。

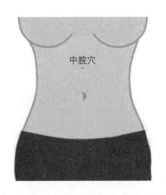

中脘穴

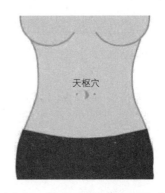

天枢穴

这两个穴位没有大肠俞、腰眼那么多用途，其主要作用是释放内源性激素、内源性镇痛物质，由于这两点作用，能够起到镇痛效果，疼痛一减轻，脊柱旁的肌肉也会相应地松弛下来，所以还有一个间接地松弛肌肉、改善腰部血液循环的效果。

除了肚子上的穴位外，手上的腰痛穴也很方便，可自行按摩，这个穴位的作用机理与中脘、天枢基本一致，就不再细说了。

第七节

# 皮肤系统疾病的疗法

## 痤疮

痤疮是一种毛囊皮脂腺的慢性炎症，好发于颜面、胸背，表现为粉刺、丘疹、脓疱、结节、囊肿等损害。多见于青年男女。

### 临床表现

（1）初起皮损多为位于毛囊口的粉刺，分白头粉刺和黑头粉刺两种，在发展过程中可产生红色丘疹、脓疱、结节、脓肿、囊肿及疤痕。

（2）皮损好发于颜面部，尤其是前额、颊部、颏部，其次为胸背部、肩部皮脂腺丰富区，对称性分布。偶尔也发生在其他部位。

### 疾病鉴别

（1）肺二区颜色鲜红，说明痤疮与肺经风热有关。

（2）3线尾端纹理紊乱，并且兑位、乾位纹理紊乱，则提示病因为阳热上升，与风寒相搏，郁阻肌肤所致。

## 中医疗法

▶ 取穴

| 手疗部位 | 步骤 | 选穴 | 方法 |
|---|---|---|---|
| 手心 | 第一步 | 少商 | 擦法20次 |
| 手背 | 第二步 | 合谷 | 擦法20次 |
| | 第三步 | 商阳 | 擦法20次 |
| 手心 | 第四步 | 胃肠点 | 推法20次 |

▶ 疗法

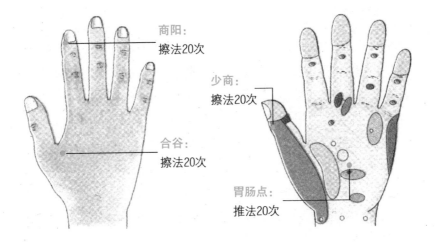

商阳：
擦法20次

少商：
擦法20次

合谷：
擦法20次

胃肠点：
推法20次

●日常保健

❶不要熬夜，要保证睡眠充足。生活起居不正常或熬夜易使痤疮恶化。应尽量保持心情愉快，避免焦虑烦躁。

❷每天以中性肥皂及温水洗脸2～3次，在治疗中并不需要买特别的药皂洗脸。情况比较严重时，请依照医师指示使用医院清洁皮肤的药水洗濯患部，此外应减少皮肤刺激。

# 荨麻疹

荨麻疹俗称风疹块，是一种常见的过敏性疾病。根据临床诊断要点可分为寻常荨麻疹、寒冷性荨麻疹、日光性荨麻疹等。现代医学认为进食虾、蛋、奶，吸入花粉、灰尘，寒冷刺激及药物过敏等都可引起荨麻疹。

## 临床表现

1. 起病快，瘙痒明显，发作后短时间内可自行消退，一天可发作数次。

2. 皮损只表现大小、形态不一的风团。若发生在眼睑、口唇等组织松弛部位并表现出特别明显的浮肿，此为血管神经性水肿。

3. 当荨麻疹波及胃肠道、呼吸道时有胸闷、气急、腹痛、腹泻的表现，有时腹痛剧烈可误诊为急腹症。喉头水肿还可能会发生窒息。

4. 如皮损广泛，颜色特别红，全身症状（发热等）明显者，则可能是药物过敏引起，应详细询问患者在发作前有无服用药物及其他特殊食物史。

5. 本病一般发作1天或数天即愈，亦有反复发作者，经久不愈可转化为慢性荨麻疹。

## 饮食疗法

荨麻疹的患者饮食应多进食鸡蛋、鸡肉、奶制品等，保证供给足量的蛋白质，同时注意补充维生素类食物，如新鲜水果、蔬菜、谷类、动物的肝脏等。一些食物要注意少吃或不吃，患者不要饮用烈性酒、浓茶、咖啡及酸辣刺激性食物，其次要避免高脂、高糖饮食。

## 中医疗法

▶ 取穴

| 手疗部位 | 步骤 | 选穴 | 方法 |
|---|---|---|---|
| 手心 | 第一步 | 胃脾大肠区 | 摩法20次 |
| 手心 | 第二步 | 肺穴 | 揉法20次 |
| 手背 | 第三步 | 后溪 | 揉法20次 |
| 手背 | 第四步 | 合谷 | 揉法20次 |

▶ 疗法

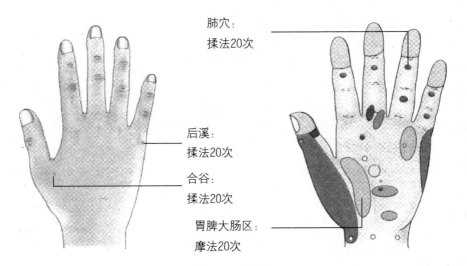

肺穴：
揉法20次

后溪：
揉法20次

合谷：
揉法20次

胃脾大肠区：
摩法20次

○日常保健○

❶得了荨麻疹后，不要抓皮损部位，也不要使用热敷。

❷含有人工添加剂的食品尽量少吃，多吃新鲜蔬菜和水果。

❸多吃葡萄、绿茶、海带、蕃茄、芝麻、黄瓜、胡萝卜、香蕉、绿豆等碱性食物。

# 湿疹

湿疹是最常见的一种急性或慢性的炎性皮肤病，主要表现为剧烈瘙痒、皮损多形性、对称分布，有渗出倾向、慢性病程、易反复发作等，任何年龄、任何部位都可能发生。湿疹的病因尚不十分清楚，一般认为与过敏或神经功能障碍等多种内外因素有关。

## 临床表现

阵发性巨痒，洗澡、饮酒、被窝过暖及精神紧张后瘙痒更严重。有时影响睡眠。急性损害多形性，有复发和发展成慢性的倾向；慢性湿疹损害常为局限性，边缘较清楚，皮肤有显著浸润和变厚。

## 饮食疗法

平时多吃以下一些食物：

1. 韭菜。韭菜内含有维生素B，维生素C，胡萝卜素，蛋白质，纤维素以及钙、铁、磷等微量元素，有解毒祛湿的功效，故韭菜汁外搽可治皮炎湿疹。

2. 苦瓜。苦瓜作为常见的一种蔬菜，其实是有很多功效的，因为苦瓜中含有奎宁，具有止痒祛湿和清热解毒的功效，可用于治疗热毒、疖疮、痱子、湿疹等病症。

3. 芹菜。芹菜内也含有大量的微量元素和矿物质，具有利湿、化湿的功效，可有效防治皮炎湿疹的复发。

4. 番茄。番茄内含有大量的维生素以及苹果酸、柠檬酸，还有大量的矿物质，具有生津止咳、健胃消食、凉血平肝、清热等功效。番茄中的果酸对维生素C有保护作用，故而能有效地补充维生素C；番茄碱有抑菌消炎、降低血管通透性作用。

## 中医疗法

▶ 取穴

| 手疗部位 | 步骤 | 选穴 | 方法 |
|---|---|---|---|
| 手背 | 第一步 | 合谷 | 按法20次 |
| | 第二步 | 二间 | 按法20次 |
| 手侧 | 第三步 | 肝胆穴 | 按法20次 |
| | 第四步 | 心肺穴 | 按法20次 |

▶ 疗法

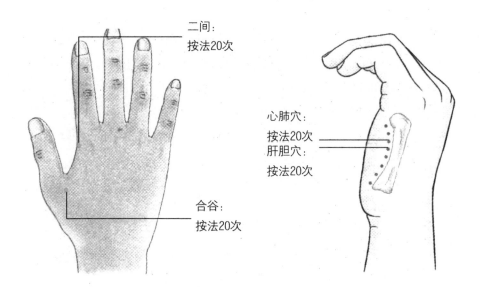

二间：
按法20次

心肺穴：
按法20次
肝胆穴：
按法20次

合谷：
按法20次

◆ 日常保健

❶避免任何形式的局部刺激，如搔抓、肥皂热水洗、用力揩擦及不适当的治疗等。

❷忌食刺激性食物，如酒、辛辣食品等。

❸在急性发作期，不能作预防接种，婴儿患有湿疹时不能种牛痘。

# 银屑病

银屑病俗称"牛皮癣"，它的病因至今尚未明确，一般认为与遗传、感染、环境、精神、代谢障碍、内分泌失调、免疫功能紊乱等因素有关。根据其临床表现和病理特征，可将其分为寻常型（最为常见）、脓疱型、红皮病型等类型。

寻常型的皮疹好发于头皮、躯干、四肢伸侧，初期表现为粟粒至扁豆大小的炎性丘疹或红斑，以后逐渐扩大或融合成片，周边围以红晕。表面覆盖有多层灰白色或银白色鳞屑，轻轻刮除表面的鳞屑，可露出一层淡红色发亮的半透明薄膜。若刮除这层薄膜，可以看到许多小出血点。根据皮损的活动情况，将其分为进行期、静止期、退行期。在进行期，旧的皮损不见消退而新的皮损又不断出现，皮损处炎症明显，鳞屑较厚，损害周边围以红晕；在静止期，炎症减轻，皮损长期没有多大变化，而且没有新皮疹出现；在退行期，炎症基本消退，皮疹缩小或变平。这时可遗留下白斑或色素沉着斑。

**方1**

〔组成〕旱柳叶30克，葱白24克，猪油、食盐各适量，明矾1.5克。

〔用法〕共捣烂，布包涂患处，每日3次，6天为1疗程。

〔附注〕此方也可用于湿疹。

**方2**

〔组成〕曼陀罗根皮适量。

〔用法〕晒干，研末，加醋及枯矾擦患处。

## 中医疗法

▶ 取穴

| 手疗部位 | 步骤 | 选穴 | 方法 |
|---|---|---|---|
| 手背 | 第一步 | 阳池 | 按法20次 |
| | 第二步 | 后溪 | 按法20次 |
| 手心 | 第三步 | 肺经 | 摩法20次 |
| | 第四步 | 肝胆穴区 | 摩法20次 |

▶ 疗法

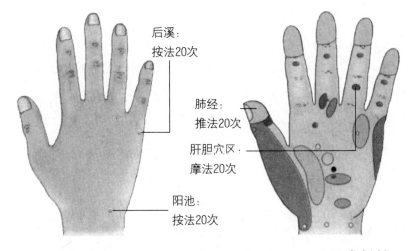

后溪：
按法20次

肺经：
推法20次

肝胆穴区·
摩法20次

阳池：
按法20次

◈ 日常保健 —

◎调整心态。该病病情顽固，常数月或数年不愈，即使治愈，也容易复发。所以患者对疾病的康复往往缺乏信心，容易产生抑郁、焦虑、悲观等负面情绪。这些负面情绪会导致内分泌功能紊乱，免疫功能降低，进而加重病情。因此，患者要注意调整心态。

◎预防感染。感冒、气管炎、牙周炎等感染性疾病是诱发银屑病的一个重要原因。对于感染性疾病要积极治疗，尽量缩短病程。平时应注意锻炼身体，提高机体的抗病能力，预防各种感染性疾病。

# 斑秃

斑秃俗称"鬼剃头",是一种骤然发生的局限性斑片状的脱发性毛发病。斑秃处头皮正常,无炎症及自觉症状。

### 临床表现

1.突然出现脱发斑,其数目及大小不定。

2.脱发处的头皮及其他头发并无异常,亦无主观症状。

3.范围大者可致全部头发脱落,甚至出现眉毛、腋毛、阴毛、胡须等亦完全脱落的普秃状况。

4.病因:遗传、工作压力、节食减肥、清洁不当、染发剂带来的化学污染和激素分泌问题。

### ▶ 常用疗法

斑秃患者可以选用针灸疗法,选取百会穴、头维穴、阿是穴为主穴,选取翳明穴、上星穴、太阳穴、风池穴,每次选择2~5个穴位(阿是穴必选),疗效不明显的时候,酌情增加配穴。留针15~20分钟,每日1次,每次为1个疗程。

也可以选用刮痧疗法,选取头部的风池穴、风府穴,背部的肝俞穴、脾俞穴,上肢的合谷穴,运用平刮法,每个穴位刮拭40次。

### 饮食疗法

枸杞黑芝麻粥:枸杞子10克,黑芝麻30克,粳米100克。同煮粥,早晚分食。

## 中医疗法

### ▶ 针灸疗法

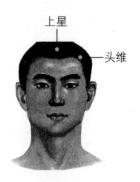

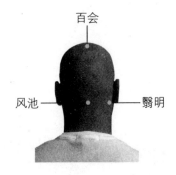

| 取穴 |
| --- |
| 主穴：百会、头维、阿是穴（斑秃的位置）。<br>配穴：翳明、上星、太阳、风池。 |

| 疗法 |
| --- |
| 每次选择2～5个穴位（阿是穴必选），疗效不明显的时候，酌情增加配穴。留针15～20分钟，每日1次，每次为1疗程。 |

### ▶ 刮痧疗法

| 取穴 |
| --- |
| 头部：风池、风府<br>背部：肝俞、脾俞<br>上肢部：合谷 |

| 时间 | 运板 | 次数 |
| --- | --- | --- |
| 25分钟 | 平刮法 | 40次 |

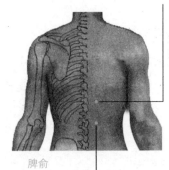

肝俞
背部，第九胸椎棘突下，旁开1.5寸。

脾俞
背部，当第十一胸椎棘突下，旁开1.5寸。

◎ 日常保健

◎注意帽子、头盔的通风，头发不耐闷热，戴帽子、头盔的人会使头发长时间不透气，容易闷坏头发。

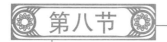

# 老年性白内障

老年性白内障是因晶状体浑浊，导致视力出现障碍的一种疾病。多见于50岁以上的人群，而且随着年龄的增长，发病率有增高的趋势。其实，老年性白内障是晶状体的一种退行性改变。其发病机制目前尚未完全阐明，但很多因素可以加速白内障的形成，如酗酒、吸烟、眼外伤、糖尿病、长期日光暴晒、晶状体营养和代谢障碍等。

## 临床表现

在临床上，老年性白内障的症状主要表现为视力减退和视物模糊。视力减退可因病损部位的不同而各异。若其位于晶状体的周边，视力可不受影响。若其位于晶状体的中央，轻者视力减退，重者仅可见手动或光感。视物模糊表现为在看物体时出现双影或多影现象。或在眼前出现与眼球转动无关，位置固定不变的点状或片状的阴影。在整个病程中，患者一般不会出现眼红、眼痛、头痛、视力快速下降等症状，若出现上述症状，就要考虑是否出现了眼底出血、急性青光眼、视网膜脱离等病变，这时必须就医检查。在此，有一种情况需要引起患者的警惕。它表现为近视或原有近视的度数增加，而老视度数相对减少，甚至在阅读时可摘下原有的老花眼镜。这说明白内障已进入了膨胀期，此时容易诱发青光眼。

## 中医疗法

▶ 取穴

| 手疗部位 | 步骤 | 选穴 | 方法 |
|---|---|---|---|
| 手侧 | 第一步 | 合谷 | 揉法20次 |
| | 第二步 | 养老 | 揉法20次 |
| | 第三步 | 关冲 | 揉法20次 |
| 手心 | 第四步 | 眼点 | 揉法20次 |

▶ 疗法

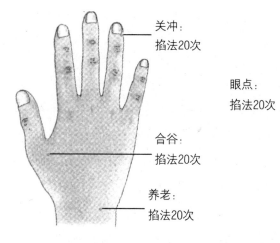

关冲：
掐法20次

合谷：
掐法20次

养老：
掐法20次

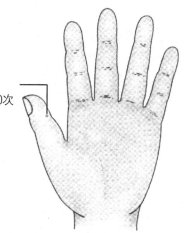

眼点：
掐法20次

● 日常保健

◎避免过于强烈的紫外线照射。在阳光照射强烈时，出门最好配戴防紫外线的太阳镜。

◎限制热量摄入。研究表明，过度肥胖者白内障发生率比体重正常者高出30%左右。

# 青光眼

青光眼是由于眼压升高到某种程度而使视神经受到损害，最终影响视功能并可导致失明的一种眼病。根据前房角开闭情况，将青光眼分为闭角型青光眼和开角型青光眼。

## 临床表现

闭角型青光眼是由于前房角关闭，房水排出受阻所致。这类青光眼在急性发作前，大多数都会出现小发作。小发作常在情绪激动、过度劳累、气候突变、暗室停留时间过长等状况下诱发，患者会出现虹视、眼痛、眼胀、视物模糊、轻微头痛等症状，但是经睡眠或休息后可缓解。如果多次小发作不注意，就会引起急性发作。患者可出现剧烈头痛（疼痛可向眼眶、鼻旁窦、耳根、牙等处放射）、虹视、畏光、流泪、视力急剧下降等症状，还常伴有恶心、呕吐、发热等表现。若不能及时就医，有可能导致造成失明。

开角型青光眼的特点是眼压升高时房角仍然是开放的。病变主要位于小梁网，房水排出主要受阻于此。由于小梁网的损害是渐进性的，眼压也随着房角粘连范围的缓慢扩展而逐步上升，因此多数患者早期无自觉症状，部分患者可出现视物模糊、轻微头痛、眼球发胀等症状，很容易被误以为是视力疲劳，这也是将其称为"不易察觉的小偷"的原因。

## 中医疗法

▶ 取穴

| 手疗部位 | 步骤 | 选穴 | 方法 |
|---|---|---|---|
| 手心 | 第一步 | 眼点 | 掐法20次 |
| 手侧 | 第二步 | 肝胆穴 | 揉法20次 |
| | 第三步 | 肾穴 | 揉法20次 |

▶ 疗法

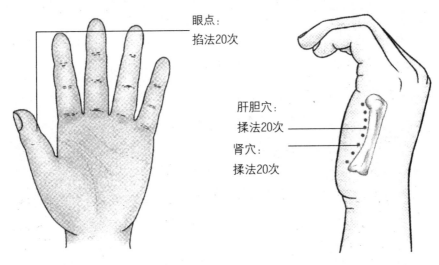

眼点：
掐法20次

肝胆穴：
揉法20次

肾穴：
揉法20次

◉ 日常保健

◎保持良好的睡眠。睡眠不安和失眠，容易引起眼压升高，诱发青光眼。老年人睡前最好洗脚，喝牛奶，以帮助入睡。尤其是眼压较高的人，更要睡好觉。

◎避免在光线暗的环境中工作或娱乐。

◎青光眼与气候。气温降幅过大，会影响体温调节中枢，继而通过自主神经干扰血压而造成眼压波动，导致青光眼的急性发作。因此，在秋冬季节患者要留意天气预报，尤其是冷空气的活动状况。当有冷空气过境时要尽量避免外出，若一定要外出，应戴上眼镜以免冷风直吹眼球。

# 假性近视和真性近视

假性近视与真性近视均表现为远视力下降，近视力良好。假性近视多发生于青少年，是由于不正确的用眼习惯导致睫状肌痉挛，使晶状体变凸，屈光力增强的一种现象。但是，只要患者能及时纠正不良的用眼习惯，并积极治疗，多数患者的视力是可以恢复的。然而，这种治疗必须及时，如果治疗不及时，就会形成真性近视而不能恢复。

一般而言，近视的形成与先天基因和后天的用眼习惯有关。我们无法改变遗传因素，但我们可以规范后天用眼习惯。

### 临床表现

由于青少年对眼疲劳的耐受能力较强，即使视力有一定程度的下降也不易察觉。待感觉视力不好时，很多人已成为高度近视了。高度近视不仅会引起视力下降，还会导致飞蚊症、黄斑出血、视网膜脱离等并发症。

因此，家长应在日常生活中多关注孩子的视力情况。若发现以下情况，就有可能是近视发生的早期征兆：看书写字时，趴得很近；看不清目标时，常用手揉眼；暗处活动时可被东西绊倒；看书时间一长，字迹就会重叠串行，抬头再看面前的物体，有若即若离、浮动不稳的感觉；在望远过久后再看近处物体时，眼前会出现短暂的模糊不清的现象；当远处目标看不清时，孩子们往往采取眯眼的办法来弥补。

◎避免连续近看时间过长。研究表明，连续近看几个小时不休息，会使睫状肌处于持续的收缩状态，晶状体也会凸起变厚而不易复原。当光线进入后，焦点就会落在视网膜之前，久而久之会形成近视眼。看书用眼时，如能有意识地进行休息，视力下降就会减慢，或者不引起视力下降。因此，阅读、写字、操作电脑的时间不宜太长，40分钟左右应抬头向远处眺望10～15分钟，以便缓解眼疲劳。另外，尽量控制每天用眼看近物的累计时间，最好不要超过6小时。

◎光线与眼。眼虽然能根据光线的强弱做出相应的调节，但长时间处于光线不足或刺目强光下，也会造成眼部疲劳。因此，不要在光线过亮或过暗的地方看书、写字；电脑、电视的亮度不要过强；在暗处上网、看电视时，要开一盏功率较小的台灯，以改善背景光；书桌应放在外面无遮挡物的窗前；台灯应放在左前方，光线要柔和，位置以不直接照射眼为宜。

◎佩戴近视眼镜。不少人因听闻常戴眼镜会使近视加重，而不愿戴眼镜或不经常戴眼镜。其实，这种观点是错误的。由于近视，远处的光线不能在视网膜上聚焦，所以看远处的物体就会不清楚而致眼疲劳，使近视度数日益加深。若患者戴有度数合适的眼镜，就可以把影像向后移动，这样看远处的物体就会变得清晰，使视力得以矫正。戴上眼镜后患者要明确以下四点：①假性近视者要注意用眼卫生，并做一些非手术治疗，不戴眼镜是可以治愈的。②真性近视者一定要佩戴眼镜。③戴上眼镜后，若患者能注意用眼卫生，近视度数的增长会有所减缓，但如果继续让眼疲劳作战，则仍然会导致近视度数加深。④若患者发现眼镜无法满足视力的要求，应及时就医检查，更换合适的眼镜。

◎滴眼液的使用。打开滴眼液瓶后，要先挤出1～2滴眼药水，以清洗瓶口。然后采取坐位，头稍后仰，用示指轻轻将下眼睑提起，使眼球与下眼皮之间形成一袋状，点一滴眼药水于眼睑内。最后闭眼2～3分钟，并用手指轻轻按压泪囊部（在靠近鼻梁的眼角内），以防止药液流入鼻泪管而降低眼内药物浓度，或是药液经鼻泪管流入口腔而引起不适感。

# 梅尼埃病

梅尼埃病是一种内耳疾病。其病因目前尚未完全阐明，可能与病毒感染、变态反应、内耳血管微循环障碍等因素有关。

## 临床表现

临床主要表现为眩晕、耳鸣、听力减退。眩晕呈突发性，患者常感到天旋地转，睁眼时明显，闭目时减轻，头稍动即觉眩晕加重，重者还可伴有恶心、呕吐、面色苍白、血压下降等症状，但神志清楚，数小时或数天后即可减轻或消失。耳鸣呈间歇性或持续性，多在眩晕出现前发作。发作过后，耳鸣可逐渐减轻或消失，但屡次发作后可出现永久性耳鸣。听力减退一般多发生于单侧，早期常不自觉。每次眩晕发作都可出现听力减退，发作后听力可完全或部分恢复。若反复发作，会造成听力逐渐减退而不能恢复。此外，患者在发作期间患侧耳内或头部常出现胀满感、沉重感或压迫感，有时还会伴有耳周灼痛。

## 西医疗法

眩晕症状较轻，尚能口服药物者，可给予安定2.5mg，每日3次，乘晕宁mg，每日3次。

对于症状较重，伴恶心呕吐，不能进食者，可肌肉注射安定5mg，阿托品0.5mg。亦可用5％碳酸氢钠溶液50ml，缓慢静脉注入。

## 中医疗法

▶▶ 取穴

梅尼埃病的患者在发作期多有行走困难，须待眩晕稍减轻时方可在别人帮助下到医院就诊。在家期间应选择患者自感舒适的体位，闭目静卧，家人可按揉患者内关穴，待其症状减轻后，送医院就诊。

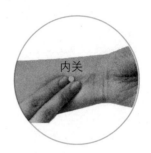

内关

梅尼埃病属于中医"耳眩晕"一病的范围。中医认为眩晕一证，虚者居其八九。再有，肝火上扰，痰湿内停也可引起眩晕。故从治疗方法上以虚则补之，实则泄之的原则。

眩晕发作可配合针灸治疗。

取穴：百会、神门、内关、耳门、合谷、申脉，强刺激手法。

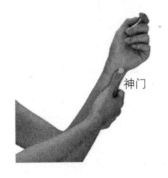

神门

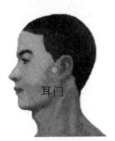

耳门

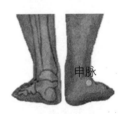

申脉

◉ 方药

　　菊花、白芍、天麻、决明子、丹参各10克，蔓荆子6克。如见有全身无力，腰酸腿软、面色苍白等虚证表现者，加党参、黄芪各10克，炙甘草6克。有胸中胀满，头重痰多者加半夏10克，茯苓15克，白术10克。有心情不畅，烦恼多梦、急躁胸闷者加石决明30克(先煎)，夏枯草6克，柴胡6克，牛膝10克。

# 牙周病

牙周病是指发生于牙周组织的疾病，包括了仅累及牙龈组织的牙龈炎和波及深层牙周组织（牙周膜、牙槽骨、牙骨质）的牙周炎。其病因可分为局部因素和全身因素。局部因素有吸烟、牙菌斑、食物嵌塞、口腔卫生不良等。全身因素与遗传、免疫缺陷、营养不良、慢性消耗性疾病等有关。

## 临床表现

牙周病在早期并无自觉症状，发展到一定的程度后，可出现牙龈出血、红肿、溢脓、疼痛、口臭等症状，重者可引起牙龈萎缩、牙齿松动、咀嚼功能下降等，最终可致牙齿脱落。重度牙周炎还可引发颌骨骨髓炎、颌面部蜂窝织炎等。

## 中医疗法

### 一、胃热上蒸型

当以清胃泄热为治。主要表现为牙周病伴口臭，口渴饮冷，口舌生疮糜烂、牙龈赤烂肿痛，大便干结，小便短黄，舌红苔黄腻，脉滑数。

1.泡辣鳝鱼丝：泡辣椒切丝，鳝鱼去鳞杂，切丝，用一半西瓜汁及蛋清、淀粉、食盐、酱油、味精、白糖、胡椒粉等调匀；锅中放素油适量烧至六成热时，下入鳝鱼丝即可。

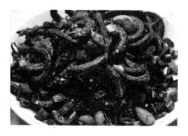

2.翠皮爆鳝丝：西瓜皮250g，鳝鱼1000g，芹菜500g，泡辣椒50g，调味品适量。将西瓜皮洗净，榨汁；取一半与鸡汤混匀；锅置火上，放入猪油烧热至六成热，下鳝丝滑散，倒入漏勺。原锅重置火上，放入少许猪油，将芹菜、泡辣椒以及调味品一起下锅翻炒，下鳝丝，烹入味汁，加醋、麻油，炒匀即可。

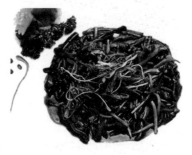

## 二、湿热蕴症型

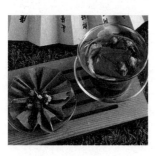

当以清热祛湿为治。主要表现为牙周病伴口苦，口舌生疮糜烂，牙龈赤烂肿痛，大便不畅，小便短黄，舌苔黄腻，脉濡数。

陈皮荷叶茶：陈皮500g，鲜荷叶100张，生苡仁，生山楂各1000g。将夏日采集的新鲜荷叶洗净、切丝、凉干。与其他三药混匀分成100袋，每日1袋，开水冲泡代茶饮。

芹菜炒瘦肉：芹菜150g，瘦肉100g植物油40g，香油、酱油、食盐、味精、料酒、淀粉各适量，鲜红辣椒1个，葱半根，生姜3片，高汤适量。将芹菜洗净，沥干水分，切为寸许的段；猪瘦肉洗净，切丝，用淀粉、料酒、酱油适量勾芡；在锅上放适量油，把勾芡好的肉丝放进锅里翻炒。翻炒后再放入切好的西芹翻炒，再放入适量的盐和水；起锅即可。

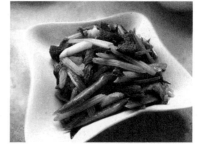

## 三、肝肾两虚型

当以滋补肝肾，育阴清热为治。主要表现为牙周病伴头晕目眩，耳鸣健忘，急燥易怒，精神紧张，失眠多梦，五心烦热，咽干颧红，腰膝酸软，甚或遗精，大便干结，舌红苔少，脉细数。

# 龋齿

龋齿俗称"蛀牙"，是牙体组织被龋蚀、毁坏、崩解的一种疾病。未经治疗的龋洞是不会自行愈合的，其最终结果会导致牙齿的缺失。目前认为，龋齿的发生主要是细菌、宿主（指人体）、食物这三种因素相互作用的结果。其中，细菌（主要是变形链球菌）在龋齿的发生发展过程中起着主导作用，它能与唾液及食物残渣混合在一起，黏附于牙齿表面和窝沟中而形成牙菌斑。牙菌斑中的细菌能产生酸性物质，这些物质能溶解牙齿中的矿物质，时间长了就会形成龋洞。食物对龋齿的形成有着重要的影响。

## 临床表现

临床上根据龋病所在部位的深浅，分为浅龋、中龋和深龋。浅龋时，在牙齿表面有白色、棕色或灰黑色的斑点，但患者一般无主观症状。病变进展到了中龋，说明牙齿上已有龋洞形成，患者遇到冷、热、酸、甜等刺激时会产生疼痛感。深龋说明牙齿上有较深的龋洞形成，所产生的疼痛也更为剧烈，但没有上述刺激时牙痛可马上缓解。若此期还没有得到及时治疗，病变可累及牙髓，造成急性牙髓炎。这时即使没有任何刺激也会出现阵发性或持续性疼痛，常于夜间加剧，患者常常彻夜难眠，而且难以分辨牙痛的位置，这种情况一旦发生应立即就医诊治。

### 日常保健

饭后及时漱口可清除滞留在牙齿沟窝、缝隙中的食物残屑和部分牙垢，减少口腔内的致病微生物，但是无法清除牙菌斑。漱口时要注意的是，所用的水量、含漱的力量和次数，均不可太少，否则难以起到应有的作用。

## 中医疗法

▶ 取穴

下关、风池、大椎、胃俞、合谷、内庭、行间。

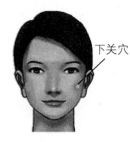
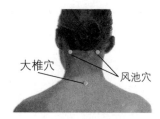
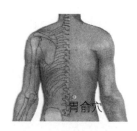

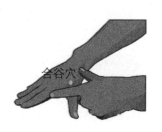
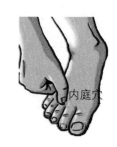
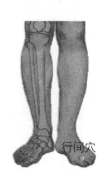

▶ 疗法

1.抽气罐法：用投火或闪火法将罐吸附于大椎、风池、合谷。

2.针罐法：先行针刺下关、大椎、胃俞、内庭、行间，待得气后留针，再用抽气罐法将罐吸附于穴位。

3.刺络拔罐法：先对合谷、胃俞、下关进行消毒，之后用三棱针在各穴点刺2~3下，再用闪罐吸拔于点刺部位。

4.走罐法：沿背部足太阳膀胱经的大杼至胃俞，自上而下走罐，以皮肤潮红为度。

# 中耳炎

化脓性中耳炎是细菌或病毒通过耳咽管，或者外界细菌、病毒直接通过陈旧性穿孔的鼓膜进入中耳引起的一种疾病。

## 病因病机

中耳炎有急性化脓性中耳炎和分泌性中耳炎两种，急性化脓性中耳炎是由于细菌进入鼓室引起的化脓感染，常累及中耳其他部位，多发于婴幼儿和学龄前儿童。分泌性中耳炎冬春季节常见，是儿童致聋的最常见因素。细菌毒力强、机体抵抗力差，或耳咽管病变，影响中耳脓液的引流，或急性炎症期未得及时适当的处理，炎症延达3个月以上者会转为慢性中耳炎。

分泌性中耳炎属于中医"耳胀""耳闭"的范畴，化脓性中耳炎属于"脓耳"的范畴。

## 诊断依据

1.患者有不同程度的耳痛。感染轻者为阵发性耳痛；严重者则成剧烈性跳痛。幼儿因不能主诉，常哭闹，烦躁不休。

2.发热：严重的可高达40℃，少数小儿不明病因的高热，有可能就是急性化脓性中耳炎在作怪。

3.患者常感到耳鸣、听力减退等听力障碍，但常被耳痛症状所掩盖。

4.鼓膜穿孔后则有大量脓液流出，以上症状可逐步减轻。

5.局部检查：鼓膜出现急性充血。穿孔后则有搏动性脓液涌出。

6.危险时可出现耳后肿痛、头痛、高热、寒颤、颈项强直或昏迷等，须尽快治疗。若耳后已形成脓肿，可先行切开引流。

## 中医疗法

### 耳朵的结构

　　耳分外耳、中耳与内耳三部分。外耳由耳廓与外耳道组成。中耳主要为鼓室、咽鼓管。鼓室内有听骨，声波自外耳道进入，通过鼓膜之振动和鼓室内听骨之传导达内耳。内耳因结构复杂又称"迷路"。内耳主要由前庭、半规管及耳蜗三部分组成，负责平衡觉及听觉。

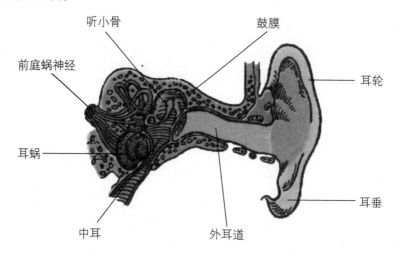

听小骨　　　　　　　　鼓膜

前庭蜗神经　　　　　　　　　　　　　　　　耳轮

耳蜗

耳垂

中耳　　　　　外耳道

### 按摩疗法

　　自我按摩法：以大拇指指尖轻轻揉按听宫，每次左右各（或双侧同时）按揉1~3分钟。

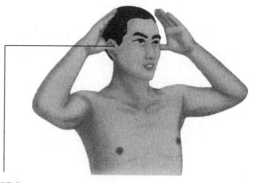

听宫

位于面部，耳屏前，下颌骨髁状突的后方，张口时呈凹陷处即是。

# 沙眼

沙眼是由沙眼衣原体引起的迁延性结膜炎症，是十分常见的眼科疾病，具有很强的传染性，可通过手、眼接触，苍蝇或者带菌物品等进行传染。

## 病因病机

沙眼因其在眼睑结膜表面形成粗糙不平的外观，像沙粒附在上面，所以被称为沙眼。中医上把沙眼称为"椒疮"或"粟疮"。

中医认为本病多因外感风热邪毒，内有脾胃积热，内邪与邪毒相结于睑胞，气血失和所导致。

## 诊断依据

1.上睑穹窿部结膜表面粗糙，结膜血管模糊，滤泡和乳头同时出现。后期，结膜出现白色的疤痕组织。

2.早期症状不太明显，仅感到眼睑微痒。后期，病情逐渐加重，有疼痛、异物感、怕光、流泪、分泌物增多、视物模糊等。

3.重症者由于疤痕收缩，可以并发睑内翻倒睫、角膜溃疡、角膜薄翳等症，导致视力减退，甚至失明。

## 常用疗法

沙眼患者可以选用刮痧疗法，选取头部的瞳子髎穴、阳白穴、睛明穴，背部的大椎穴，下肢的太冲穴，运用角刮法，每穴刮拭30次。

也可以采用滴眼疗法，用桑叶、菊花白矾适量煎水、澄清，约300ml，每次取100ml洗眼，3次为1疗程。

## 中医疗法

### 刮痧疗法

| 取穴 |
| --- |
| 头部：瞳子髎、阳白、晴明<br>背部：大椎<br>下肢部：太冲 |

| 时间 | 运板 | 次数 |
| --- | --- | --- |
| 10~15分钟 | 角刮法 | 30次 |

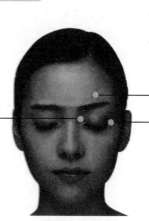

晴明
面部，距目内眦角上方
0.1寸的凹陷处。

阳白
前额部，当瞳孔直上，
眉上1寸。

瞳子髎
面部，目外眦弯，眼眶
骨外缘。

### 滴眼疗法

药材
桑叶、菊花、白矾
适量。
用法
把药材煎水、澄清，
约300ml，每次取
100ml洗眼，3次为1
疗程。

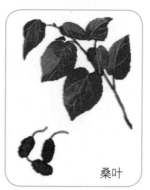
桑叶

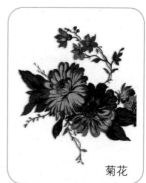
菊花

◆ 小窍门

培养良好卫生习惯，不用手揉眼。毛巾、手帕要勤洗、晒干。

# 扁桃体炎

扁桃体炎，中医称为"乳蛾"、"喉蛾"或"莲房蛾"，是腭扁桃体的一种非特异性急性炎症，常伴有一定程度的咽黏膜及咽淋巴组织的急性炎症。

## 病因病机

扁桃体炎根据临床表现不同分为急性和慢性两种，就诊断和治疗而言，又可分为急性充血性扁桃体炎和急性化脓性扁桃体炎两种。本病常发生于儿童及青少年。

## 诊断依据

1.全身症状：起病急、恶寒、高热、体温可达39℃～40℃，尤其是幼儿可因高热而抽搐、呕吐或昏睡、食欲不振、便秘及全身酸困等。

2.局部症状：咽痛明显，吞咽时尤甚，剧烈者可放射至耳部，幼儿常因不能吞咽而哭闹不安。儿童若因扁桃体肥大影响呼吸时可妨碍其睡眠，夜间常惊醒不安。

3.检查：急性患者面颊赤红、口有臭味、舌苔黄厚，颈部淋巴结，特别是下颌角处的淋巴结往往肿大，并且有触痛。白细胞明显增多。局部检查可见到不同类型扁桃体炎的不同表现。急性充血性扁桃体炎，主要表现为扁桃体充血、肿胀、表面无脓性分泌物。急性化脓性扁桃体炎，则表现为扁桃体及腭弓明显充血，扁桃体肿大，有脓性分泌物。

# 中医疗法

## 拔罐疗法

让患者取坐位并低头，在对大椎穴进行常规消毒后，用三棱针迅速点刺该穴，然后在其周围上、下、左、右0.5寸处各刺1针。最后在穴位局部用闪火法将玻璃火罐吸拔在大椎穴上，并留罐10~15分钟，以出血1~ml为度。这样的治疗每两天1次，3次为1疗程。

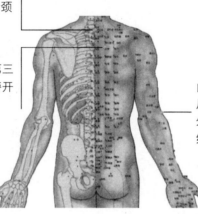

**大椎**
位于颈部下端，第七颈椎棘突下凹陷处。

**肺俞**
位于人体背部，当第三胸椎棘突下，左右旁开2指宽处。

**曲池**
屈肘成直角，在肘横纹外侧端与肱骨外上髁连线中点处即是。

## 刮痧疗法

| 取穴 |
| --- |
| 颈部：天突 |
| 上肢部：合谷、鱼际、少泽 |
| 下肢部：内庭 |

| 时间 | 运板 | 次数 |
| --- | --- | --- |
| 20分钟 | 平刮法 | 50次 |

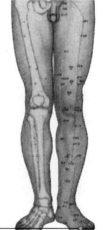

**鱼际**
一手手掌轻握另手手背，弯曲大拇指，以指甲尖垂直下按第一掌骨桡侧中点的肉际即是。

**内庭**
次趾与中趾之间，脚叉缝尽处的陷凹中。

# 第四章 常见病痛的轻松疗法

# 感冒

❶发汗，喝大量的热水，或者喝上碗姜汤（生姜、葱白、红糖一起煮），然后盖上被子，就能出一身大汗。

❷用电吹风，调到热风档，然后对着前额、后颈部来吹，也能达到出汗的目的。

## 中医刮痧、拔罐、按摩疗法，完全"绿色"

### ➤ 迎香穴与上迎香穴

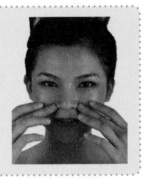

迎香穴属于手阳明大肠经最末端的穴位，位于鼻翼外缘中点，鼻唇沟的中央；上迎香穴为经外奇穴，即并不属于任何一条经络，但与迎香穴关系密切，可配合使用。该穴位于鼻翼软骨与鼻甲的交界处，靠近鼻唇沟的上端。这两个穴在鼻子的左右两边均有。

### ➤ 背部的督脉与足太阳膀胱经

我们知道，感冒的发病原因是正气不足，导致外邪入侵，因此治疗的关键自然就是重新增强正气。要达到这个目的，非背部的膀胱经和督脉莫属。

膀胱经和督脉的大部分都位于背部，督脉在脊柱中央，脊柱的两侧则是膀胱经。由于人体的背部属阳，腹部属阴，因此这两条位于背部的经脉均为阳气之脉，尤其是督脉，据古书所称，更为"主一身之阳气"，为阳中之王！

▶ 拔罐、推罐补阳气

拔罐的位置和刮痧一样，大椎穴不要忘了"单独照顾"拔一个，然后从颈部开始，顺着膀胱经一直往下去，最远不要超过腰部，最好是密密麻麻的，能拔多少个罐就拔多少个。

拔罐需要使用多个罐子，相比之下，推罐只需要一个，具体做法是先在背部涂上润滑油，然后拔上一个罐，吸得紧紧的，由于皮肤上已经有了润滑油，因此这个罐子可以很轻松地在背部上下游走，却不会漏气。

**养身建议**

### 增强体质、定期经络按摩

长期对背部的督脉、膀胱经穴位进行按摩、拔罐也很有帮助，让预备役的免疫胞定期被激活一下，只会有好处。

此外，还有一个穴位比较方便于按摩，就是后溪穴，此穴位于第五掌指关节（也就是小指头与手掌的连接处）掌横纹头赤白肉际处，这个穴位与督脉连通，所以定期按压，同样可以起到激发督脉阳气的效果。如果您既想补充背部督脉阳气，又不想买个挠痒耙，那按压后溪穴会是个好的选择。

# 偏头痛

## 针刺治疗胜利法！

从经络的分布来说，偏头痛发作的区域内主要有少阳经路过，所以在选穴上自然就应当以足少阳胆经穴位为主，常用的穴位有太阳、风池、率谷。

穴位治疗偏头痛一般并不会一针下去，马上就使头痛消失，而是要过10分钟后才能起到作用。

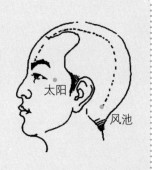

太阳

风池

## 按摩按摩，缓解偏头痛不用药

我们还可以采用穴位按摩的方法：

具体的穴位有两个，即上面说过的太阳、风池，这两个穴位不管是哪一类患者都适合。

如果患者经常精神紧张，那么还应该常按合谷穴。

在临床应用中，合谷穴与太冲穴经常配合起来使用，成为一个"套餐"，称为"四关"，这个套餐有很强的疏肝理气功效。

把这个"套餐"拆开来，单纯地按摩合谷穴同样有疏肝理气之效。

临床经验告诉我们，如果患者容易情绪紧张、发脾气等，那他偏头痛复发的次数就会明显升高。

情绪紧张、发脾气这些在中医看来都是肝气不舒的表现，按压合谷就可以起到疏肝理气的效果，进而达到预防之目的。

如果患者是女性，而且偏头痛的发作与来月经有密切的联系，那还得加上这两个穴位：气海、关元。

这两个穴位位于下腹部，是治疗女性月经病的必用穴位。

从月经来的前几天开始，就应该自行按摩这两个穴位，或者用艾灸条点燃后在这两个穴位进行灸疗。

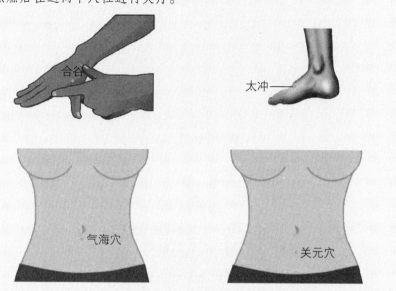

## 治疗贵在坚持，1个月以上才有效果

按摩这些穴位确实有预防偏头痛发作的效果，但是要注意不能三天打鱼，两天晒网，而应每天进行，且至少要坚持1个月以上才会有明显效果。

坚持1一个月听起来很是恐怖，如果单纯通过吃药来预防发作，那要求比这更长，得连续服药起码3~6个月方可，相比之下，按摩穴位的要求已经不高了。

**养 身 建 议**

偏头痛的患者是不能吃某些食物的，常见的如干奶酪、巧克力及其制品，酒精性饮料（特别是红酒），含咖啡因的饮料如茶、咖啡，发酵的食物如面包等，腌熏的肉类如香肠、火腿等。

# 肥胖症

　　肥胖症是一组常见的，古老的代谢症群。当人体进食热量多于消耗热量时，多余热量以脂肪形式储存于体内，其量超过正常生理需要量，且达一定值时遂演变为肥胖症。因体脂增加使体重超过标准体重20%或体重指数大于24者称为肥胖症。如无明显病因可寻者称单纯性肥胖症，具有明确病因者称为继发性肥胖症。肥胖症的治疗方法有以下几种：

## ▶ 减少能量摄入

　　肉类、啤酒这种食物，均含有高能量，吃得越少，能量摄入就越少。

　　肥胖症患者大多是肉食动物，如果想快点减肥，那就要尽可能把自己变成素食者，多吃青菜少吃肉。植物含的热量都不算高，多吃点把胃撑满了，下丘脑摄食中枢就会得到胃传来的信号，不再兴奋，人也就没有再进食的欲望了。另外，植物里含有大量的纤维素，可以刺激、加速肠子的蠕动，使食物尽快通过肠道排出——在肠道里停留的时间少了，食物中的能量被吸收的机会自然就会相应减少，能量摄入也就愈发下降。

## ▶ 加强能量消耗

　　每天要运动至少15分钟，最好是半个小时以上，而且运动必须要达到出汗的程度，这样才能有效。我身边许多朋友也想减肥，于是每个星期都开车去踢足球，虽然踢得满身大汗，但是毕竟只有每周1次，这么低频率的运动对于减肥而言是没有太大意义的。

▶ **穴位刺激**

足三里、三阴交、天枢、丰隆。

中医学认为，脾胃功能失常是肥胖病的关键原因。脾胃为后天之本，主受纳；腐熟水谷，主运化，输布水谷精微。脾胃功能正常，水谷精微输布，转化也通畅条达；脾胃功能异常，水谷精微布化失常，则会导致肥胖的发生。

足三里、三阴交、天枢、丰隆，这几个穴位都是脾经、胃经的穴位，经常按摩它们，从中医学来说就能够调节脾胃，使水谷精微布化恢复正常，从而达到减肥的目的。

我们不可能一天没事干，总是按摩这几个穴位，所以医生们发明了耳穴疗法，将王不留行籽用胶布贴在耳穴上，这样耳穴就能长期受到刺激，睡梦中都能得到治疗。

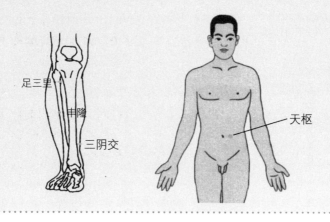

常用的耳穴有以下几个：饥点、交感、胃、肠。

王不留行籽是一种中药，得去药店或者医院买，想省事的话可以这样做：家里一般都有藿香正气丸吧，将那个小药丸用胶布贴上同样有效。不过它有个很大的缺点，这种药丸沾水就会溶化（毕竟它本来是要吃进肚里的），所以热天出汗时或是洗澡时如果没有把药丸取下，那很可能你一照镜子就会发现有一道棕色的溶液正顺着耳朵往下流，因此这一点需注意。

贴上耳穴后，最好是经常按摩，按摩到穴位处有酸酸的感觉即可，如果不能经常按摩，起码应当做到于三餐前进行。

如果实在懒得这样做，那么就去医院做穴位埋线吧，医生会在穴位处埋入一根羊肠线，这东西就是做手术时缝合伤口用的缝线，能够在一两周内完全自行吸收。不过在它被吸收前，它将一直刺激着穴位，持续地起到治疗效果，特别适合于想减肥而又"懒"不从心的人。

穴位减肥原理

❶抑制下丘脑摄食中枢神经兴奋：这个中枢被抑制了，进食的欲望就会减少，吃得少些，摄入的能量自然就能够降低。

比如耳穴中的"饥点"，就是一个专门针对下丘脑摄食中枢的穴位，通过穴位治疗能够直接将其抑制。

❷加强体内代谢速度：穴位治疗后，即使你根本不活动，机体的能量代谢也会明显加快，能量消耗得快，脂肪就会被尽可能地用起来。

❸促进肠道蠕动：我们的肠子一天24小时都在蠕动，每次蠕动都会发出声音，同时把食物往下推动，朝着肛门处进发直至最后排出。

食物被吃进去后，在胃部只是简单地消化一下，吸收主要是在肠道，吸收可是需要时间的，肠道动得越快，食物在肠道内停留的时间就越短，被吸收的就会越少，能量摄入得自然也就越少。

肠道蠕动的快慢可以通过听肠鸣音来判断。我们在肚子特别饿的时候，会听到肚子里发出"咕咕咕"的叫声，这就是肠鸣音，但一般情况下肠鸣音并没有这么大声，需要用听诊器放在肚皮上才能闻及。

我曾经专门做过试验，在给患者做针灸前，先用听诊器听听他的肠鸣音一分钟有多少次，在治疗减肥的穴位上针刺后，再听听肠鸣音。一般来说，针刺后肠鸣音能增加50%，也就是说如果之前一分钟能听到4次，针刺完后就能听到60次以上。

# 动脉硬化

## 动脉硬化需要及早干预

### ▶ 定期体检

高血压、高血糖、高血脂，这些疾病都是严重加剧动脉硬化的关键因素，但如果不去体检，你就很难发现它们的存在，所以35岁以上的人士，都应该有定期体检的意识。

只要有这个意识，就能在早期把这几个"高"给发现了，那控制起来也就很容易了。至于具体的控制措施，一方面，如果发现，医生肯定会给你相应的建议；另一方面，本书也有专门的章节论述，这里就不多说了。

### ▶ 调整"进口"政策

1．减少烟酒"进口"配额：香烟对内皮细胞的损害毋庸置疑，所以最好能把这东西的"进口"配额降低至零。至于酒嘛，处理上倒有点区别。在数量上，大量饮酒肯定对内皮细胞不利，但少量饮红酒却被认为有"通血管"的好处。至于何为"少量"，倒也没有一个很明确的标准，但一般来说每天一两杯是没有问题的。

2．减少肉类"进口"配额，增加植物分量：吃肉越多，往往血脂就会越高，因为肉类含有的动物性脂肪是血脂的主要来源，所以减少肉类的食用，自然就会使血脂降低。可是肉类如此甘香滑美，任何人都无法抗拒，我不相信真有多少人能够完全不吃肉。但尽量避免吃含高脂肪的肉类，多选择低脂肪的肉食却是不难做到的，俗语有云，"无鸡不成宴"，又云"大鱼大肉"，这其中所指的鸡、鱼、瘦肉均是日常主食，同时亦为低脂肪食物。至于高脂肪食物，常见的有肥猪肉、动物内脏（像猪肝、鸡肝等），以及蛋黄、蟹黄、鱼子、奶油、鱿鱼、墨鱼、骨髓等，这里面除了蛋黄外，其他的如果平时仅是偶一食之，倒也大可放心。

瓜果蔬菜里含有的维生素B、维生素C、维生素E等，均对于预防动脉硬化有所裨益，所以真正的和尚尼姑，倘若能够真正地天天吃斋、朴衣素食，往往都能长命高寿、颐养天年。

植物的种类繁多，这其中尤其值得一提的当属茶叶，它对于降血脂、预防动脉硬化更是相当有益。

### ▶ 运动、健身

保持运动的习惯，会受益良多。

在芬兰有人做过这样的研究，找了854名男性，年龄在40~60岁，体型适中，他们都做过动脉彩超，显示大家动脉硬化的程度是相似的，或者说处于同一起跑线上。

然后专家们对这些人进行了为期4年的跟踪调查，4年之后，专家们再给他们重新做动脉彩超，结果发现，在这854人之中，那些经常运动的，其动脉硬化发展的程度要远远轻于那些没有运动习惯的人。

这个研究很有力地证明了运动在动脉硬化中所起的作用，但为什么会这样，现在倒也没有一个完美的解释。

### ▶ 治动脉硬化的穴位

有没有什么穴位能够其效如神，根治动脉硬化呢？

答案是没有，这个真没有。

但如果你不嫌麻烦，能够坚持进行穴位治疗，倒还是可以对动脉硬化进行一定程度的干预，从而延缓其发生的时间。至于怎么做，由于动脉硬化最主要引起的是冠心病、脑梗死，所以为了避免重复，我将在以下两个章节里详细描述，此处就不再多言。

▶ 药物

对于50岁以上的老人，如果已经检查出动脉硬化比较严重，那就应该坚持服用一些药物，常用的西药有阿司匹林，常用的中成药则是丹参滴丸。

这些药物能够改善血液循环、扩张血管，对于动脉硬化的发展，能起到延缓与控制的作用。

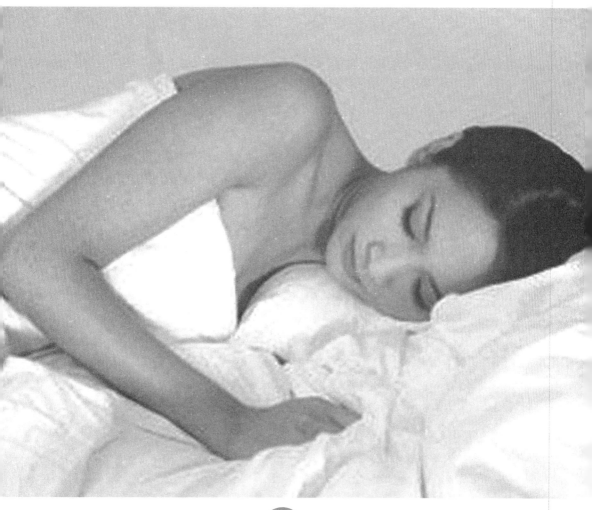

# 慢性心衰

## 穴位疗法：强心、利尿、扩血管

▶▶ 减少心脏工作强度

要减少工作强度，首先要考虑的是把血管内的阻力减少，这样心脏再挤血出去，就不必花那么大力气了。如上所言，引起血管内阻力增加的主要原因是高血压和动脉硬化，因此控制血压、扩张血管、避免动脉硬化的发展，就是治疗的对策。

而对于风湿性心脏病引起的慢性心衰，就只有一条路了——必须做手术，通过心脏手术把瓣膜修整一下，使"大门"开启自如，这样才能够达到治疗效果。

减少工作强度，还可以通过请"外援"的形式，这就是强心药，常用的有地高辛（digoxin）。此药能加强心肌细胞的收缩力量，降低心脏的跳动频率，除了有可能引起心律失常等副作用外，实在没有什么可挑剔的，可谓是慢性心衰患者居家旅行的必备之品。

心衰常用的"外援"还有以下两个。

利尿药：常用的有速尿、氢氧噻嗪、螺内酯等。这类药物与心脏分泌的BNP相似，能够促进肾脏排尿，不过效力可比BNP强多了。

β受体阻滞剂：代表药物是倍他乐克，其原理是干扰心血管中枢与心脏之间的信息通路。有了倍他乐克，心血管中枢就算是再发布命令要求心脏加大工作量，心脏也会像戴了个耳塞一样充耳不闻，或者说十句才听进去一句。

不过要注意的是，地高辛、利尿药、β受体阻滞剂的使用均要在医生的指导下进行，自己不可随便服用，以免引起副作用，得不偿失。

## ▶▶ 改善心肌微环境

要想改善心肌微环境，首先要明白，其实它们的要求也很简单，有氧气、血液、营养就够了，要满足它们的这点微薄要求，其实并不困难。

❶吸氧：每天都吸点高纯度的氧，给心肌细胞多供应些新鲜氧气，以前氧气还只能拎个氧气袋去医院里购买，现在市面上有专门的制氧机了，方便又实用。

❷心肌营养药物：值得推荐的是人参，而且注意是东北人参，或者是韩国出的高丽参，而不是花旗参。人参含有的成分能够营养心肌，还有点儿类似于地高辛那样的强心作用，吃起来味道也不错，尤其是人参炖鸡，那可是味道好极了。

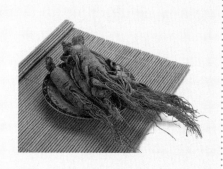

❸扩血管药物：比如丹参滴丸、硝酸甘油片等，这些药能扩张供应心脏血流的冠状动脉，从而加强心脏供血。

其实扩血管药物还有减轻心脏工作强度的作用，毕竟这些扩血管药物除了扩张冠状动脉外，其他的血管也不会遗漏，血管一扩张，心脏的工作强度自然就下降了。

## ▶▶ 穴位治疗

心衰的患者，应该经常按摩内关穴、心腧穴以及气海、关元穴。

前两个穴位，经常按摩有类似服用β受体阻滞剂、丹参滴丸那样的作用，能够降低心脏的心率，扩张冠状动脉。

后两个穴位，按中医理论的认识，具有补气益元之功，进而有补益心气之效，从现代医学来说，则有类似于利尿药的作用，有助于减轻心脏的负荷。

这几个穴位最好能够采用艾灸的方式，即用一根艾条点燃后，在穴位上熏烤，每个穴位烤上起码10分钟，直到局部烤得暖意融融为止。

# 肺病

## 未病先防，已病防变——戒烟、避寒、练气功

▶ 未病先防

不吸烟：要想不得慢性阻塞性肺疾病（COPD），最重要的就是戒烟，虽然吸烟的人不见得个个都会得COPD，但得了COPD的人中有90％以上都是"老烟枪"。

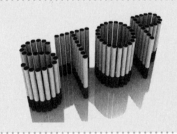

▶ 已病防变

对于已经是"老慢支、肺气肿"的COPD患者，首先要清楚地认识到，自己的肺已经受到了明显的损害，许多气管已经发生了结构性狭窄，而且肺泡、血液、心脏也已经发生了损害，只有清楚地认识到这一点，你才能认真地去做以下治疗。

❶绝对不吸烟，尽量避免空气污染：绝对不吸烟这个不必多言，至于空气污染嘛，如果不能在郊外买房置业，那就多在家里待待，或者出外时戴个口罩也算个权宜之计。

❷避免风寒，注意保暖：如上所言，呼吸道的防御能力会随着气温下降而明显减弱，所以COPD患者如果不想给自己本身已经降低的防御能力雪上加霜，就一定要注意多穿点衣服，多戴条围巾。

❸练气功：练气功对于COPD患者有益，做起来也很简单。首先要舒舒服服地坐在椅子上，或者平躺在床上，然后闭上眼，想象着小腹部有一团火苗在熊熊燃烧，接着缓缓地进行呼吸动作。吸气时要尽量

缓慢，想象着每吸一点儿气进来，火苗就会烧得更旺一些，所以要尽量地把气吸深一点儿，一直吸到小腹里，这样火焰就会越来越旺，如此直到吸到无气可吸为止；呼气时则要想象着火焰会随着呼气减弱，所以要慢慢地呼，以免突然一下火苗就熄灭了。

如此反复缓慢呼吸，做上半个小时左右就可以了。

❹穴位治疗：COPD患者应该像治疗感冒那样，经常按摩背部的肺腧、风门、大椎，以及腰部附近的肾腧、脾腧、胃腧。如果可以的话，经常沿着背部的督脉、膀胱经刮痧、拔罐，也能起到类似的效果。

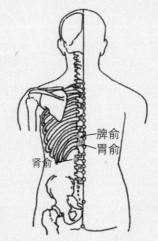

❺长期吸氧：空气里的氧气含量才有20％，人工制的氧气浓度可就高多了，吸一口氧气，顶得上吸几大口普通的空气。

通过吸氧，够改善COPD患者体内缺氧的状态，体内氧气一旦补充到正常水平，红细胞的数量就会慢慢减少，血液的黏稠度也就相应下降了。原先受苦受累的心脏，也会改善一下物质待遇，就算干的活同过去一样多，但吃的伙食好一些，过劳死的机率也会小些了。

# 面瘫

## 治疗阶段一：尽快解除水肿

面瘫治疗一般可以分为两个阶段。

第一阶段：发病后3~7天，这时候的思维是：尽快解除水肿，让面神经不要再受到挤压！

## 治疗阶段二：让面神经尽快恢复

▶ 神经刺激

神经刺激主要靠针灸。常用的针灸取穴有以下几个：地仓、颊车、攒竹、翳风。

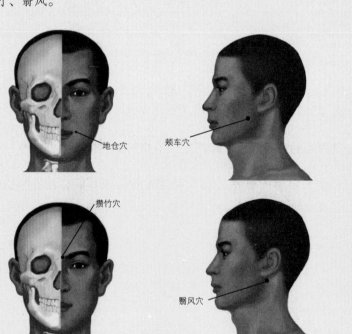

地仓穴

颊车穴

攒竹穴

翳风穴

不管是哪个医生治疗，肯定都少不了以上这些穴位，这些穴位上都有面神经的分支存在，因此针刺以上穴位，就能够对面神经进行直接刺激，使其功能重新恢复。

除了针刺治疗外，还可以在面部进行火罐、艾灸的治疗，这样的治疗除了能刺激面神经外，还能加强局部的血液循环，以使更多的氧气、养料供给面神经，给予其充分的物质支持，加强神经营养。

除了以上治疗外，患者回家后还应该自我按摩以上穴位，每个穴位都应该按摩至局部发热发胀为止，按摩的次数越多，效果就会越好。

有些患者比较懒，不愿意自己按摩穴位，那我就会让他们回家后用热水袋外敷脸部，不过效果肯定就会差一些。

▶ 神经营养

相比之下，神经营养在面瘫恢复中的作用是最小的，不过也最简单，只需要吃点维生素片，像甲钴胺片等的神经营养药就行了，毫不费事。

▶ 面瘫恢复：正常两三星期，还有治不好的

面瘫的恢复时间，一般总得两三个星期。还有一小部分面瘫患者，是没办法治好的。每个患者的具体恢复时间，最后的治疗效果，和以下几个因素都有关联。

一是面瘫的严重程度。越严重，治疗起来越慢，效果越差。

对于新来就诊的患者，我肯定会先问问他耳后有没有疼痛感。如果有，那么这个患者就得做好心理准备，他可能会很难治好。

二是接受治疗的时机。虽然一般人得了面瘫都会马上来看病，但我也见过几位患者，面瘫后在家里拖了一两个星期，没办法了才来医院。接受治疗的时间越晚，效果和速度肯定也就越差。

# 突发性耳聋

## 针灸就是最常用的神经刺激方法

此病最常用的几个穴位是耳前三穴：耳门、听宫、听会。这三个穴都分布在耳朵前方，算是耳前的"岁寒三友"。这三个穴位离得很近，我上学的时候，经常将它们混淆，后来不得已想了个办法，如此来记忆：

从上往下：门、宫、会。要经常按摩这耳前三穴就可以了。

除了耳前三穴，合谷、太冲也是经常使用的穴位。

合谷、太冲合称为"四关穴"，这两个穴位有舒缓情绪紧张的效果。

精神放松下来，肾上腺素就会减少分泌，当然有利于耳蜗微循环血管的扩张，改善耳蜗神经细胞的供血。

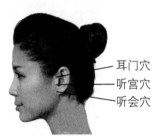

耳门穴
听宫穴
听会穴

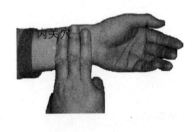

内关穴

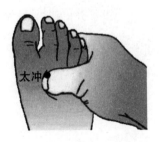

太冲

# 静脉曲张

## 穿长筒弹力丝袜也能治病

由于这袜子有弹力，会一直对静脉产生一个收缩的压力，这同样可以加快血液的回流。

至于你下班后，坐在沙发上，或者躺在床上的时候，找个枕头把脚给垫高，这样一来，血液的重力就不会再压在静脉瓣上，而会在重力的作用下很顺畅地迅速往心脏回流。

自己揉搓一下腿部的肌肉。具体方法也很简单，捏住腿部的肌肉，从下往上，一遍一遍地捋。这样的好处显而易见，用外力促进静脉血液的回流，同样是为了减轻静脉瓣的负荷。

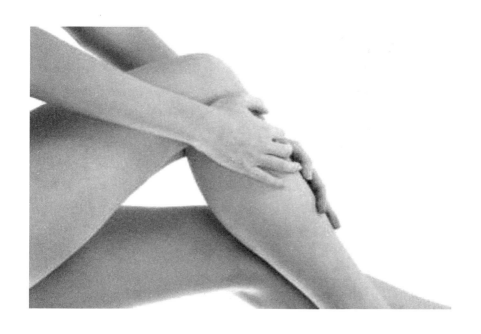

# 失眠

## 临床上最常见的失眠原因

下面说一些临床上最常见到的引起失眠的原因。

### ▶ 这么简单的失眠原因

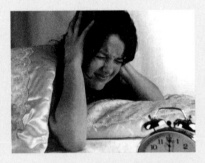

有很多失眠，我们普通人只要有点儿逻辑分析能力，都可以推理出来。比如天气突变，温度骤降，偏偏被子又太薄，那晚上肯定会被冻得睡不好觉；比如第二天要高考了，精神非常紧张，高度兴奋，这自然将是个不眠之夜；又比如睡觉前喝了许多咖啡、茶水，自然也难以入睡，即使勉强睡着了，由于喝多了水一晚上要跑几趟厕所，这觉也肯定是睡不好的。

这种简单的原因我就不一一细说了，下面讲的是一般人民群众想不到的原因。

### ▶ 抑郁、焦虑的人——90%因为失眠才到医院的

抑郁，说白了就是患者感觉心情低落，干什么事都没有兴趣。

抑郁、焦虑的诊断一般要通过做心理调查问卷，进行评分后才能确诊。

### ▶ 颈椎病——脖子不舒服，自然睡不好

我碰到过很多失眠的患者，性格十分开朗，有说有笑，也无任何精神负担，但就是长期睡不好觉，这种人不用做什么心理调查问卷，都可以肯定不会是抑郁、焦虑的患者。

# 便秘

## 便秘逃不出哪几种原因

▶ 食物残渣体积不够大

**治疗**

　　要治疗这种便秘也很简单，即检讨一下自己的食谱，把嘴巴放开一点，五谷杂粮、粗茶淡饭，来者不拒，保证粗纤维的摄入即可。

　　反之，如果不这样处理，而马上使用泻药，而且长期服用，那就带了下一个问题。

▶ 肠道神经感受器很难被激活

**治疗**

　　如果是长期吃泻药引起的，那么你得停用泻药，然后多吃含粗纤维的食物，让你的肠道慢慢地重新适应回来，不过这个适应过程，你就得多点耐心了。

　　倘若是拉肚子后出现便秘，倒不必太担心，人体是有自动修复功能的，过不了多久，肠道的神经感受器就会恢复正常，这种便秘只是暂时的。

　　如果是慢性肠炎、过敏性结肠炎，那就麻烦多了，治疗起来很棘手，你必须去看专科医生，听从他们的专门意见。

▶ "领导"不批准

还有那些抑郁症、焦虑症患者，这些人的中枢神经系统的领导们，要么长期紧张，要么总是心烦意乱，肠道神经感受器发来的信息，更加是听都不想听，总是置之不理。这些人，除非是肠里的食物残渣实在是太多了，否则如果只是正常的数量，那他们自己根本感觉不到便意，想想"充耳不闻"、"视而不见"这些成语，你就能够理解我的意思。

还有一些原因：有些患者因为肛门有病，比如痔疮、肛裂等，一排便就痛得不行，所以每当便意传来，就只好强行压制，不予批准，久而久之，神经感受器的积极性也被打击得"奄奄一息"。

**治疗**

养成良好的排便习惯，想拉就拉。这就是治疗之道。

如果有痔疮、肛裂什么的，就尽快去把它治好。

▶ "前进的道路"是崎岖的

食物残渣在大肠里是慢慢地向前蠕动的，最终到达肛门附近才可能被排出，所以如果肠子的哪一段比较狭窄，通过困难，自然也会便秘。

引起这狭窄原因中，最值得注意的是结肠癌、直肠癌。

因为肠道里有肿瘤突出，"一夫当关"，只留下了一个小小的口子让大便通过，结果大便只能从这个小缝隙里费力地挤出去，挤出去后，也就成了细细的一小条。

**治疗**

如果有上面讲的那些大便很细、大便有血的症状，那最好的办法就是去找医生，让他来决定怎么做，你自己是解决不了的。

结肠癌、直肠癌虽然发病率不算太高，但倘若没有及时发现，那后果就会非常严重。

# 打嗝

## 打嗝治疗，轻松简单

明确了打嗝其实是重新激活了退化神经反射这一点，我们的治疗思路也就很清晰了，只要能干扰、阻断这个神经反射过程，那么打嗝自然就会消失。

▶▶ 最有效的有以下几个穴位

攒竹穴、耳穴中的膈、天突穴、膈俞、膻中、中脘、气海。

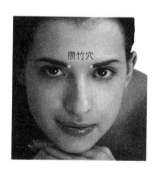

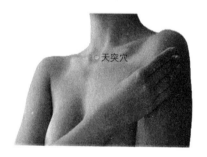

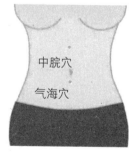

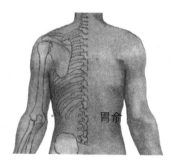

刺激这些穴位，均能产生神经信号，干扰打嗝的神经反射。比如天突穴，这里靠近声门，刺激这里，就可以干扰声门接收到神经中枢发来的打嗝信号。

如果不想去记那么多的穴位，还可以采用以下的方法：

▶ 深吸气、深屏气

通过这种方法，让大脑对膈肌、膈神经发出强制性信号，以此来干扰它们的活动。

▶ 分散注意力

这个操作是让别人突然吓你一下，这时候脑部受到突然的精神刺激，就可能达到强烈干扰打嗝反射中神经中枢活动的目的。

▶ 按压双眼球或用棉签伸进口腔来刺激喉咙

这些方法，可能会干扰打嗝反射中的迷走神经、交感神经，使之无法再产生信号传入。

▶ 药物

常用的有止呕药，比如胃复安；抗精神病药，比如多虑平。这些药物，均能够直接作用于脑干的神经细胞，降低其兴奋性，使之不再向膈肌发出打嗝的指令。

▶ 神经麻醉

有时候打嗝实在无法控制的时候，还可以用麻醉药在患者颈部进行注射，目的是把交感神经给彻底阻断。不过这种治疗要求医生的操作非常准确，因为它有一定的风险性，一般情况下，都是作为最后一招，实在走投无路了才会使用。

不管采用哪种方法，只要能够对打嗝反射产生干扰，就是有效的治疗。我们要知道，打嗝反射毕竟是一种退化的反射，只要你把它给干扰了，这个反射很快就会重新转回休眠、退化状态，这样打嗝就消除了。

# 第五章

## 流传很广的小偏方

初期感冒：葱白（连须）、生姜片5钱、水一碗煎开、加适量红糖趁热一次服下（葱姜不需服下），并马上睡觉，出汗即愈。

多日感冒：白天用法同第一条，另外，要在晚上睡觉前，用大蒜头捣成糊状，敷两足心（涌泉穴，每足心敷黄豆粒大即可），用布包好，次日晨揭去，连用2～3天即愈。

头痛（各种头痛均可）：生白萝卜汁，每次滴鼻孔两滴（两鼻孔都滴），1天2次，连用4～5天，可除根。忌吃花椒、胡椒。

头晕（头昏眼花、晕眩）：鸭蛋一个，赤小豆20粒，搅匀蒸熟，早晨空服，每日以此，连用7天有特效。忌酒、辣。

失眠、多梦：睡前用半脸盆热水，加1两醋双脚浸泡20分钟，并生吃葱白1～2根。

干咳（感冒或其他原因引起均可）：生黑芝麻3钱（约一调羹），冰糖适量，共捣碎开水冲早晨空服，3天痊愈，少吃鱼类。

有痰咳（包括急性气管炎、支气管炎、儿童气管炎）：白萝卜2两，鸭梨2两，一起切碎加水一碗煮熟加适量冰糖食用，1天2次连用3天。清热化痰。可与第九条同用。

老气管炎（慢性气管炎）：取冬天打霜后丝瓜藤1两、甘草1钱，水一碗煎汤1次服下，1天2次，连用半月至20天，可根治。忌烟酒、辣物，最好与第九条同用。

长期咳嗽（肺气肿及气管炎等引起咳嗽）：明矾1两，研成粉用醋调成糊状，每晚睡前取黄豆大一团敷足心（涌泉穴，两足都敷），用布包好，次日晨揭去，连用7天有特效。

哮喘（儿童哮喘同）：干蚯蚓半斤，炒黄研成粉，用白糖水冲服，1次2钱（约半调羹粉）1天2次，服完即愈。忌吃辣物。

胃痛、吐酸、胃下垂、胃窦炎：大蒜头1次1两连皮烧焦，再加一碗水烧开、加适量白糖空腹食用，1天2次，连用7天可根治。

胃、十二脂肠溃疡：鸡蛋壳30个炒焦研成粉，麦面粉半斤炒焦，一起抖匀，早晚饭前用。开水冲服，1次2钱（约半调羹），1天2次，一般一付药可愈，重病需二付。

高血压、高血脂：芹菜籽1两，用纱布包好，放10斤水煎汤，早、中、晚饮1杯。不怕辣者，可，早中晚食生蒜2头，有降血压、血脂特效。

心脏病、冠心病：花生壳1次1两，绿豆5钱，煎一碗汤服下，1天2次，需半月。

肠胃炎、腹泻：每次用麦面粉半两炒焦，加适量白糖用开水调匀，饭前服，1天2次，2～3天有特效。忌吃柿子、香蕉、油腻。

消化不良（儿童消化不良同）：鸡肫皮4两炒黄研成粉，饭前用白糖水冲服，1天2次，1次2钱（约半调羹）、儿童减半、一剂服完即可，忌吃田螺。

续表

**内科**

胸闷气胀：白萝卜籽5钱、煎一碗汤服，1天3次，连用3天有消积顺气之功效。

神经衰落：猪脑1两，加入蜂蜜一调羹，蒸熟吃，1天1次，连吃5～10天。

贫血：杀鸡、鸭时，将鲜血流在一张干净白纸上，晒干揉成粉，用葡萄酒调服，一次半调羹粉，1天2次，连服半月。忌海带。

内热口干：芦根、绿豆各5钱，加一碗水煮开、加适量冰糖、去芦根吃豆喝汤，日服2次，连服3天。生津润肺，降火解热。

慢性肝炎：每次用白茅根2两，烧一碗水服汤，1天3次，一般需服半月，忌辣物。

胆、肾、尿道结石：用鸡内金、玉米须50克，煎一碗汤1次服下，1天2～3次，连服10天。忌吃肝脏、肥肉、蛋黄。

急、慢性肾脏炎：4两重左右黑鱼1条，去鳞、肠等，绿茶叶2钱，包入鱼肚内用线捆好，加一碗水煮熟，吃鱼喝汤，1天1剂，连吃10～15天。忌酒、盐、香蕉、房事。

胆囊炎：冬瓜籽、绿豆各5钱煎一碗汤，1次服下。1天3次，连用10天。

糖尿病：猪胰一条，冬瓜皮1两，加水煮熟，少加些油、盐和调料（勿加酒、糖）吃下，1天1剂，连吃20天。

记忆力差：鹅蛋1只，打入碗内加适量白糖搅匀，蒸熟早晨空服，连吃5天，有清脑益智功能，对增强记忆有特效，忌吃海带、花椒、动物血、酒、绿豆。

小便不通：杨柳树叶1两，煎一碗汤1次服下，1天2次，2～3天即可通尿无阻。

小便失禁（尿急、控制不住）：鸡肠一付，洗净晒干，炒黄研成粉，用黄酒送服，每次1钱，1天3次，服完即愈。忌姜、辣。

尿频（小便次数多）：生韭菜籽3两，研成粉，每次2钱用白开水送服，1天2次，一般需服2～10天。忌浓茶、牛奶。

便秘（大便燥结、排便困难）：用煮熟的南瓜一碗，加入猪油5钱和适量的盐吃下，1天1次，一次见效，3日可愈。

痢疾、泄泻：每次用大蒜两头，连皮放火内烧焦再煮一碗水空服汤，1天2次，连用3天可消炎解毒，治久泻不愈特别有效。

打鼾：花椒5～10粒，睡前用开水泡一杯水，待水凉后服下（花椒不服下），连服5天，以后再也不打鼾。

打嗝：用手指甲一小条，点燃闻味，即止。

晕车：乘车时切一片生姜含口中，或用一块膏药贴在肚脐上（此条孕妇禁用），对于晕车较严重者，可两方同用，有特效。

| | |
|---|---|
| 内科 | 中风：每日喝1两生芹菜汁，病轻者服半月，病重者服一月可愈，忌吃羊肉、鸭血。 |
| | 神经病（又叫癫痫、羊癫痫、疯狂病、狐大仙）：干桃化3两，用刀切成细末，分成十份，每次一份，在发病时用淡明矾水送服，1天2次，5天1疗程，连用3疗程。 |
| | 甲状腺功能亢进症：黄药子9～12克，用三碗水煎成一碗，每日1次；另可用50克泡1斤白酒，日服1两，5～8周代谢率明显降低。 |
| | 慢性肠炎：鸡蛋清1只，白酒半两，混合，每晚睡前服。 |
| 儿科 | 小儿感冒（包括婴儿）：生姜5钱，水半碗煎开加入红糖服下，1天2次，2天可愈。 |
| | 百日咳（及婴儿气喘）：大蒜一头，去皮捣烂加白糖3钱，过半小时后用开水1两冲，两天可治小儿咳嗽、婴幼儿气喘，有特效。 |
| | 小儿遗尿：生葱白一根，捣烂，每晚睡前敷肚脐，用布包好，次日晨揭去，连用3～5天，可治愈。 |
| | 夜啼：大人用一小撮绿茶放口内嚼碎，每晚睡前敷小儿肚脐，用布包好，次日晨揭去，连用3天。 |
| | 婴幼儿腹泻、腹胀：大蒜一头，连皮烧焦，再与半碗水烧开，加适量白糖服汤，1天1次，一般两三天即可消食止泻。 |
| | 盗汗（成人盗汗同）：老豆腐半斤，切片贴锅内烧成巴，再加水一碗，白糖适量，烧汤连巴一同食用，每晚睡前服，3天痊愈。 |
| | 打蛔虫：生南瓜籽20粒，去壳饭前空服，一次吃下，第二天虫子即可随大便排出。 |
| | 经常肛门痒：伤湿解膏一块，每晚睡觉前贴肛门上，次日晨揭去，连用3天。 |
| | 小儿厌食（不思吃饭）：山楂3钱，鸡肫皮1钱，加半碗水煮熟饭前吃完，1天2次，连吃3天，有开胃、助消化之功效。 |
| | 腹痛（成人腹痛同）：用一片桔皮敷在肚脐上。再用半斤盐炒热（不要太烫），敷在桔皮上，可立即止痛。 |
| | 误食杂物：韭菜半斤，不要切碎，炒熟多加些猪油，一次吃光，杂物可随大便排出。 |
| | 磨牙：每晚睡前吃一块生桔皮，连吃2～3天，可治小儿及成人睡觉磨牙。 |
| | 流口水（成人、老人睡觉流口水方法同）：泥鳅半斤，去内脏晒干，炒黄研成粉，用黄酒冲服，1次2钱，1天1次，服完即可。 |
| | 儿童缺钙：每次用虾皮5钱，海带1两，一起煮汤，加油盐食用，1天1次连用半月。 |
| | 腮腺炎：醋和墨汁按1∶1配好，用毛笔蘸此，涂于患处，每天5～6次，一般两三天腮部肿胀自消。 |

续表

| | |
|---|---|
| 儿科 | 小肠气：生姜汁5钱，先给患儿洗澡，待周身出汗时，用姜汁擦患部，1天2次，连用三、四天，以后不再复发。 |
| | 考场镇静良方：学生进考场如临战场，往往由于过度紧张，使自己产生心慌、怯场现象，从而不能正常发挥而名落孙山。现介绍一种单方：酸枣仁、绿豆各1两，煮一碗汤1次吃完，1天2次，次方要在考试前两天开始服，至考试结束，有镇静安神功效。 |
| | 关节炎、肩周炎（包括风湿性、类风湿性关节炎）：食用细盐1斤，放锅内炒热，再加葱须、生姜各3钱，一起用布包好，趁热敷患处至盐凉；1天1次，连用一星期，有追风祛湿之功效。 |
| 外科 | 劳伤腰痛：艾叶1两，炒黄的蟹壳1两，浸白酒1斤，3天后用酒涂腰部，1天2~3次，7~10天，可治多年腰痛。 |
| | 肾亏腰痛：丝瓜籽半斤，炒黄研成粉。白酒送服，每次1钱，1天2次，服完即愈。此方还可治妇女产后腰痛。 |
| | 坐骨神经痛：食用细盐1斤，炒热后加艾叶1两，用布包好敷患处至盐凉，1天1次，连用5~10天。（盐可每天反复使用）。 |
| | 颈椎痛：羊骨头（生的，煮过均可）二两，砸碎炒黄，浸白酒1斤，3天后擦颈部，1天3次，一般不过15天，可以根治 |
| | 骨刺（骨质增生）：狗骨头3两，砸碎炒黄浸白酒1斤，三日后用酒擦患处（最好带吃此酒一盅），1天3次，需用半月可愈。 |
| | 腿抽筋：桑树果1两，煎一碗汤1次喝下，1天2次，5天痊愈。 |
| | 四肢麻木：老丝瓜筋1两，煎一碗汤1次服下，1天2次，连服一星期，有特效。 |
| | 内、外痔疮：大田螺每天一只，将盖去掉。放入冰片1钱，5分钟后取田螺水涂肛门，每天2次，7天痊愈，忌吃酒、辣物。 |
| | 打针结块：将土豆切成半公分厚的薄片，敷在患处，再用热毛巾捂，1天2次，1次20分钟，2~3天肿块消散。 |
| | 狐臭：胡椒、花椒各50粒，研成粉，再加入冰片2钱，用医用酒精调匀，每日取一小团涂患处并用胶布贴好，1天换1次，连用半月可根除。 |
| | 口眼歪（面部神经麻痹）：黄鳝血涂面部，向左歪涂左边，并用手掌从左向右反复抹，每次2分钟，1天2次，向右歪则反做，连用三四天即正。 |
| | 脱肛（解大便时肛门脱下）：每次用韭菜半斤，水2斤煎开洗肛门，1天2次，洗3天。 |
| | 落枕（睡觉时由于枕头或姿势不适，而引起的颈痛）：韭菜汁加热擦颈部，日擦七八次。2~3天可治好。 |

续表

| | |
|---|---|
| 外科 | 戒烟：干南瓜藤1两，煎一碗汤加适量红糖1次服，1天3次，7天后永不想抽烟。 |
| | 戒酒：活黄鳝1条，放一瓶白酒内浸二天后此酒，1次1~2两，1天3次，将酒服完后永远不想再喝一滴酒。 |
| | 喝酒不醉：葛根1钱，在喝酒前泡一杯开水喝下再喝酒，酒精可解，所以人不会醉。 |
| | 疥疮（老烂脚）：豆腐渣炒热，敷患处，用布包好，日换1次，可治愈烂脚久不收口。 |
| | 淋巴结核：田螺壳炒黄研成粉，用芝麻油调匀敷患处，日换1次，连用7~10天。 |
| | 长寿保健药酒：磁石、何首乌、大枣、核桃、枸杞各1两，浸白酒或黄酒2斤，两天后按常日酒量吃此酒，如常饮能使老人面部红润，增强抗病力，有延迟衰老功效。 |
| 皮肤科 | 皮肤痒：鲜韭菜、淘米水，按1：10重量配好，先泡两小时再连韭菜一起烧开，去韭菜用水洗痒处或洗澡，一次见效，洗后勿用清水过身，1天1次，连洗三天永不再痒。 |
| | 牛皮癣、顽癣（银屑病）：侧柏叶、苏叶各200克，蒺藜40克，共研粗末，装纱布袋内，用水6斤沸煮后小火煮30分钟，涂洗患处，日3次。 |
| | 神经性皮炎（或过敏、或季节性发生）：老豆腐三、四两炒焦，用芝麻油调匀涂患处，1天3次，三四天有特效。 |
| | 湿疹(皮肤起红点、水泡、发痒)：用绿豆3两炒焦研成粉，用醋调匀涂患处，1天2次，连涂一星期可根治。忌花椒、胡椒。 |
| | 风疹块、痱子：鲜韭菜汁每天涂患处，一次即明显见效，1天3次，2~3天即愈。 |
| | 白癜风：乌梅30~50克浸泡在95%酒精100毫升中，2周后过滤再加二甲亚矾5毫升，每日擦患处3次，每次用力擦5分钟。 |
| | 手气、脚气：生大蒜头两只，去皮放入半斤醋内泡3天，再用大蒜头擦患处，每天3次。连用7~10日，有消炎和杀死细菌之特效。 |
| | 手汗、脚汗太多：明矾5钱、热水2斤，一起溶化浸手脚、一次10分钟、浸后让其自然凉干，1天1次，5天后手脚汗正常。 |
| | 手足开裂、粗糙：生猪油二两，加白糖1钱。捣匀擦手脚，1天2~3次。一般7天可愈，再擦几天以后永不复发。 |
| | 冻疮未破：尖头辣椒5钱，白酒或酒精半斤一起放入瓶内浸3天后，在冻疮初起，皮肤红肿发热时涂患处，1天5次，有特效，连用10天至半月痊愈除根，来年永不再发。 |
| | 冻疮已破：陈旧棉花（越陈旧越好）烧成灰，用麻油调匀涂患处，1天3次。 |

续表

| | |
|---|---|
| **皮肤科** | 鹅掌风、灰指甲：醋1斤熬至半斤，加入去皮大蒜头一只，二日后用醋每天浸手2次，1次10分钟，浸后再用清水洗净，7天即可。 |
| | 疮、疔、疖：用生土豆捣烂，涂患处用布包好，日换1次，一般5天即可。 |
| | 鸡眼、侯子：先将患处外部老皮消去，再涂上清凉油，用香烟火熏烤，至疼时稍坚持后拿掉烟火，1天2次，5天可脱落不发。 |
| | 烫伤：可选用蛋清、白糖水、醋、蜂蜜在烫伤时马上涂伤处，就不会起泡又易好。 |
| | 流火、丹毒（多患于下肢、皮肤红、肿、热痛并伴有寒战、高热、头痛）：用鲜丝瓜叶汁拌金黄散成糊状，外涂患处，内服三妙丸中成药有奇效。 |
| | 蚊虫咬伤（红肿、痒）：可选用大蒜、生姜擦或用醋、牙膏、盐水、香烟灰加水调匀涂，均可立即见效止痒、解毒消肿。 |
| **妇科、男性科** | 妇女白带（白带多、有异味）：生鸡蛋1只，从一头敲一小洞，将7粒白胡椒装入蛋内，用纸封好蒸熟，去胡椒吃蛋，每天1只，连吃一星期，忌吃猪血、绿豆。 |
| | 月经不调（来经提前或推迟均在7天以上）：干藕节半斤，炒黄研成粉，白酒送服，1天3次，一次2钱，服完即可每月来经。 |
| | 血崩（月经量太多）：黑木耳3两，炒干研成粉，红糖水送服，一次3钱，1天2次。 |
| | 闭经（少女18岁后和非怀孕妇女二月以上不来月经）：茄子切片晒干，炒黄研成粉。黄酒送服，1天2次，一次5钱，10天可愈。 |
| | 痛经（来经时腹痛）：用丝瓜筋1次1两，烧一碗汤服，1天2次，7天痊愈。 |
| | 外阴痒：葱白连根1两，花椒10粒，一起煎水一碗，洗阴部，每天2次，共洗3天。 |
| | 产后缺乳：莴苣籽5钱，煎汤一碗，加白糖一次服下，1天2次，5天后乳汁充足。 |
| | 产前知男女：将孕妇清晨第一次小便滴入两滴医用酒精，变红者为男，无变化为女。 |
| | 女不孕：生鸡蛋一只开一小孔，放入红花0.5钱左右，再蒸熟吃蛋，每天1只，连吃一个月，（要在月经干净后开始吃）。 |
| | 子宫、卵巢肿瘤：红花6克、黑豆30克，水煎服，去红花食黑豆与汤，每天2次。 |
| | 男不育：每天用麻雀一只，去掉毛和内脏，将菟丝籽2钱放入麻雀肚内，包好蒸熟后吃麻雀，连用半月，可治男子婚后久不生育。 |
| | 阳痿（男子阳茎不能勃起）：磁石（吸铁石）5钱，公鸡5只，浸白酒1斤，3天后按常日量吃酒，一般需吃半至一月。（磁石可反复使用）。如不吃酒人，每天炒2只公鸡吃，连吃半月至1月，完全恢复性功能。 |
| | 遗精（睡觉做梦流精）：猪腰子1个，切开放入韭菜籽2钱，用线扎好蒸熟，再切碎加油盐吃，1天1个，连吃四五个。 |

| | |
|---|---|
| 妇科、男性科 | 早泄（男子在房事时过早）：韭菜籽半斤，炎黄用黄酒送服，1次2钱，1天3次，服完即痊愈。 |
| | 小肠气：食盐半斤炒热，加入花椒20粒，用布包好，敷患处至盐凉，1天1次，最好睡前用，连用四五天有特效。 |
| | 男子性功能减退（不属于阳痿，只是性功能减弱力不重心，多见于年老体弱者，也有房事过度引起的）：活大青虾或白虾1两，白酒1斤，浸5天后按常日酒量吃酒，酒完后将虾炒吃。连用半月，有补阴壮阳、补充男性激素、增强性机能之功效。 |
| | 前列腺炎：麝香0.5克，白胡椒7粒，研成细末，装瓶备用。将脐用酒精洗净，将麝香放入肚脐内，再将胡椒粉盖在上面，后盖圆白纸一张，外用胶布贴紧，每隔7~10日换药1次，10次为1疗程。 |
| | 前列腺肥大：冬瓜籽30克、黑木耳15克、秦皮15克，水煎服，每天2次。 |
| 五官科 | 牙痛（神经性、过敏性、蛀牙痛均可）：花椒10粒，白酒1两，将花椒浸在酒内，10分钟后用酒口含，几分钟即见效，1天2次每次10分钟，3~4天痊愈。 |
| | 牙周炎、牙龈炎：用一只鸡蛋清加等量白酒搅匀喝一口，含口中，5分钟后吐掉，1天2次（1天1蛋），2~3天消炎止痛。 |
| | 牙出血（经常出血或刷牙引起）：花椒10粒，醋三两，浸2天后口含，1次3分钟，1天2次，连用5天有特效。 |
| | 电光性红眼病：用人乳滴入眼内，闭眼10分钟，1天2次，1次2滴，有特效，忌辣。 |
| | 结膜炎（非电光红眼病）：用绿茶水，每天洗眼3~5次，一般2~3天有消炎抗菌之功效。忌吃酒、辣物。 |
| | 流泪眼、沙眼：干桑叶1两，加一碗水烧开、每天洗眼3~5次，连用一星期。 |
| | 视力衰退（老光、老花、视物不清）：白菊花2钱，枸杞子2钱，每日用开水泡饮（一剂可泡三遍），连饮半至1月，有清水明目之功效。忌吃辣物、海带。 |
| | 偷针眼：用缝衣针的针鼻部反复摩擦患处，并稍用力挤压，每日2~3次，不出二日即可治愈。 |
| | 白内障（晶状浑浊、使视力下降）：白蒺藜250克，羊肝250克，白糖200克，研为末，每次服15克，日服2次，8周见效。 |

续表

青光眼（眼球内压力太高，角膜水肿或呈雾状，视力下降）：猪眼1付，加绿豆1两煮熟，再加油、盐适量，每日吃1剂，连吃半月，能使眼内轻松，眼睛明亮。

中耳炎（耳内长期流水、流浓、胀痛）：鲜韭菜汁5钱，加入明矾半钱，溶化后滴入耳内，1次1～2滴，1天2次，连用5天。

耳鸣、耳聋：当归15钱，黑豆30克，红糖30克，水煎服，每天2次，2周见效。菊花30克，芦根30克，冬瓜皮30克，水煎服，每天2次，2周见效。

虫入耳：用猫尿一滴，滴入耳内，虫子会自动出来。（提取猫尿法：用大瓣大蒜头，去皮擦猫鼻子，猫即撒尿）。

口疮（又叫羊胡疮，在口内叫口腔溃疡）：醋、蒸馏水等量搅匀，涂患处，1天5次，连用2～3天，可消炎止痛，效果极佳。

咽喉痛（咽部干燥疼痛、有异物感，急、慢性均可）：用绿茶叶泡浓茶约2两水量，加入半两蜂蜜搅匀，每日分几次漱喉并慢咽下，每日一剂，连用3～5天，消炎镇痛，湿润咽喉，治急、慢性咽喉炎。忌吃烟、酒，一切有刺激性食物。

扁桃体炎（嗓子两侧发起红肿、痛、一般多发于着凉后）：黑木耳1两，炒干研成粉，每次用半调羹粉与蜂蜜调匀口服，1天2次连服5天永不再发（此方在扁桃体炎正在发作时用）。

声音哑（咳嗽、讲话太多、唱歌、内火大等原因引起的音哑）：鸡蛋一只、打入碗内，加醋一条羹、搅匀蒸熟食用，1天1剂，连吃2～3天，声音响亮。忌辣。

口臭：芦根（鲜、干均可）1两，煎汤一碗加冰糖适量内服，1天1次，早晨空服，连服一星期。清火解毒，治内热胃火。

鱼刺卡喉：较轻者用好醋喝一口即可。如果不行，可用鸭口水一调羹喝下，鱼刺可自动化掉。（取鸭口水法：用一片生姜，放入鸭嘴内，再将鸭倒吊，鸭即流口水）。

鼻炎（包括过敏性、萎缩性和鼻窦炎，有的流脓流水、鼻涕多、有的闻味不灵敏）：用黄砖一块，放火上烧烫，取下，将一调羹醋倒在热砖上，此时有大量热气上冒，患者用鼻闻其热气，1天2次，连用7天，消热、消炎，解毒通窍，治各类鼻炎，有特效。

流鼻血：藕节、芦根等量，一起切碎，煎一碗水一次喝下，1天2次，连用5天，清热止血，永不复发。

五官科

除面部皱纹: 鲜黄瓜汁二调羹,加入等量鸡蛋清(约一只蛋)搅匀,每晚睡前先洗脸,再涂抹面部皱纹处,次日晨用温水洗净,连用半至1月,能使皮肤逐渐收缩,消除皱纹有特效。

皮肤粗黑: 靠化妆品增白皮肤,只能一时掩饰,治表不治本,现向你介绍一种治表治本能使皮肤增白而真白的妙方,既简单又有特效: 用白醋、甘油按5:1混合,常擦皮肤(每天二三次)能使皮肤湿润,减少黑色素沉积,一月后皮肤即细腻白嫩,洁净光滑富有弹性,充满美感。(此方对遗传黑皮肤均有效)。

除雀斑: 杏仁5钱,研成细粉,用鸡蛋清调匀,每晚睡前涂面部,次日清晨用温水洗去,1天1次,10~15天显效,以后不发。

黄褐斑、蝴蝶斑: 冬瓜汁、白醋等量,调匀涂面部,1天2~3次,涂后过10分钟洗去,连用半月即可除净。

除面部色素斑: 鲜西红柿汁、蜂蜜按5:1混合,涂面部,过10分钟后洗净,连用10~15日,能使黑色素分解,皮肤变白红润。

除粉刺(酒刺、青春豆、座疮): 鲜黄瓜汁、白醋等量调匀,先用热水洗脸后再涂脸,1天3次,涂后过10分钟用温水洗去,连用半月可愈,以后不老。

除黑痣: 花生仁烧焦捣碎,用酒精调匀,涂痣上,每晚睡前涂上并包好,次日晨洗去,连用半月可除,(大痣需涂1月)。

脱发、头屑、头痒: 每次用桑树根皮4钱,水2斤,烧开洗头,1天1次,洗后勿用清水过头连用5天,能促进头皮血液循环,有固发作用,并治头屑、头痒,可再生发。

头发增亮: 啤酒、醋按2:1混合. 每日用毛巾吸湿再涂头发一次,连用半月。

白发变黑: 何首乌、黑芝麻各3两,一起炒干研碎,用白糖水调服,每次3钱,一日一次,连服半月,可补肾健发,忌蚕豆。

减肥: 干荷叶、干冬瓜皮按1:2配好,每日用1两泡1斤左右热水喝,有去厚腻、刮油手之功效,忌肥肉。

瘦人增胖: 鸡蛋二只,打在碗内,加生番茄汁一调羹和适量白糖,用等量开水冲成半熟食用,每天1次,早晨空服(也可吃稀黄荷包蛋)连吃1月,以后会逐渐变胖。

牙变白: 用食盐、小苏打等量,加入调成牙膏状,每天刷牙1次,3~4天可除牙齿表层所有色斑,使牙齿洁白。

除汗毛、胡须(多毛症): 旧电池粉、碱粉等量,用医用酒精调匀涂抹,过5分钟即可洗去,1天1次,5~7天后汗毛、胡须即可自动脱落,以后不会再发,此方对皮肤无过敏,无刺激,无任何副作用。

美容

# 附录 常见穴位的取穴技巧

| 穴位 | 取穴技巧 | 穴位 | 取穴技巧 |
|---|---|---|---|
| 大椎 | 正做，低头，颈背部交界处的椎骨上有一个高突并且能够随颈部左右摆动而旋转的骨头，该骨头就是第七椎骨。第七椎骨下方凹陷处即是 | 天枢 | 腹中部，从肚脐左右水平量取2寸（大拇指）即是，左右各一穴 |
| 大杼 | 由大椎向下推一个椎骨，在该椎骨下向左右水平量取1.5寸（两横指）即是，左右各一穴 | 孔最 | 手前臂桡侧，腕横纹上量取7寸 |
| 下关 | 正坐，手轻握拳，食指和中指并拢，食指贴于耳垂旁，中指指腹所在处即是 | 少商 | 拇指伸直，沿着拇指指甲基部和拇指桡侧缘分别"画"一条直线，两条直线的交点即是 |
| 三阴交 | 正坐，四指并拢，小指下缘靠在内裸尖上，向好量取4横指即是 | 少泽 | 小指伸直沿着小指指甲基部和小指尺侧缘分别"画"一条直线，两条直线的交点即是 |
| 丰隆 | 正坐屈膝，在外膝眼与外踝尖之间画一条直线，取直线的中点，然后在距胫骨前缘2横指（中指）处取穴 | 太阳 | 在眉梢尖与外眦角之间连一条直线，从直线的中点处往后外方取1横拇指 |
| 太溪 | 正坐屈膝，从内踝尖往后推按到凹陷处即是 | 外观 | 把前臂水平放在桌面上，手掌起来，腕背横纹中点直上2寸即是 |
| 太冲 | 从拇趾与第2趾趾缝纹头向足背推按，两骨联合前缘凹陷处（约距趾缝纹头2横指）即是 | 印堂 | 印堂在额部，两眉头连线的中点，正对着鼻尖处即是 |
| 水沟 | 取穴时，把人中沟分成3等份，上1/3与下2/3的交点处即是 | 四缝 | 食指、中指、无名指、小指的第1、2指关节相交处的横纹中点即是 |
| 气海 | 从肚脐正中向直下量取两横指（中指、食指）即是 | 内关 | 手臂伸直，手掌朝上，腕关节微微弯曲，从远端横纹正中直上量取2寸即是 |
| 百会 | 从前发际沿正中线向头顶量取四横指，再量取两拇指即是 | 风池 | 从枕骨粗隆两侧向下推按，至枕骨下缘凹陷处，用力按压有酸麻感即是 |

续表

| 穴位 | 取穴技巧 | 穴位 | 取穴技巧 |
|---|---|---|---|
| 合谷 | 拇指、食指并拢，两手指间隆起的肌肉的顶端即是 | 风市 | 正立，两手自然下垂，中指尖放在裤缝线上，中指尖处即是 |
| 光明 | 正坐，由外踝尖向上量取5寸（约量取4横指后再量取2拇指），腓骨前缘即是 | 手三里 | 肘部弯曲成45°，从桡侧的肘横纹处向前量取两大拇指（2寸）即是 |
| 关元 | 下腹部，脐中下3寸，前正中线上肚脐正中直量下取4横指即是 | 阳陵泉 | 正坐，屈膝成直角，腓骨小头前缘与下缘交叉的凹陷处即是 |
| 曲池 | 手掌朝上，肘部弯曲成°，肘关节桡侧的肘横纹头处即是 | 养老 | 手掌心向下放在桌面上，另一只手食指按在腕部尺侧凸出来的骨头最高点上，掌心转向胸部，食指滑入的骨缝处即是 |
| 后溪 | 握拳，尺侧掌横纹的皮肤皱起的尖端即是 | 神门 | 神门在手腕部，手腕掌侧横纹的尺侧端 |
| 足三里 | 站立，同侧手掌张开，虎口围住髌骨上缘，四指垂直向下，食指按在胫骨上，上指指尖处即是 | 涌泉 | 从足底第2、第3趾趾缝横纹头端与足跟之间画一条直线，直线的前1/3与后2/3的交点处即是 |
| 听宫 | 尽量张大嘴，耳屏前稍下方的凹陷处即是 | 极泉 | 胳膊抬起，肘部弯曲，用另一只手在腋窝中央按压，腋窝中央有动脉搏动处即是 |
| 悬中 | 正坐屈膝，从外踝尖向直上量取3寸（4横指），腓骨前缘处即是 | 劳宫 | 半握拳，中指和无名指之间压在掌心横纹上中指指尖所压处即是 |
| 隐白 | 正坐，垂足，在脚大趾指甲内侧缘和基底部分别画一条直线，两条直线的交点处即是 | 商阳 | 微握拳，食指伸直，沿着指甲基部和桡侧分别画一条直线，两条直线交点处即是 |
| 定喘 | 先找到大椎，把大拇指关节横纹中点压在大椎上，其两侧纹头边缘所在处即是 | 梁丘 | 正坐，屈膝成90°，从膝盖外上缘向直上量取2寸 |
| 命门 | 直立，过肚脐环腰一周"画"一条线，该线与后正中线的交点即是 | 章门 | 站立，上臂紧贴胸廓侧面，手指探案 在肩膀上，肘尖所指处即是 |
| 肩井 | 先找到大椎，大椎与肩峰连线的中点上即是 | 颊车 | 用手指由下颌角向前上方摸，能摸到一个凹陷，用力按压会有明显的酸胀感，此凹陷处即是 |